101招養成秒睡體質、告別失眠！

給現代人的究極好睡指南

為什麼他可以睡得那麼好？

——小林弘幸＋三輪田理惠——

洪玲 譯

最近苦惱於
睡不好的人。

希望自己的
睡眠品質
變得更好的人。

想調整身體，
讓自己進入
最佳狀態的人。

為各位介紹幾個
筆者珍藏的好方法！

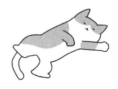

請見下一頁。　　　　　　→

1. 在睡前3小時內 完成進食。

2. 在睡前1至2小時 慢慢泡澡， 讓身體暖和起來。

3. 在睡前1至2小時 關閉手機和電腦。

此外，只要在白天適當運動，就可以達到完美狀態。

如果能確實執行這些方法，大多數人都能提升睡眠品質。報告如上。

「欸，就這樣？這不是很常聽到嗎，我早就知道了……」許多人可能會這樣想。

但是，儘管人們知道這一點，許多人仍然難以實踐。這是因為現代社會充斥著降低人們天生「睡眠力」的因素。

根據2019年日本厚生勞動省的「國民健康‧營養調查」，約有70%的成年人對睡眠感到不滿意。新冠病毒的全球大流行進一步加劇了這個情況。

當心靈處於痛苦的狀態，人就會失眠。

然而，鍛鍊心靈並非易事。就算因為焦慮而無法入睡，我們也無法輕易要求自己「好，那我現在要停止焦慮」。

因此，當你無法入睡時，首先應該調整身體。這是當下每個人都可以立刻開始做的。

我們常聽到「心技體」，但在睡眠方面，應該是「體心技」。**即使失眠的原因在於心靈，讓自己能夠入睡的契機也是從調整身體開始**，請記住這一點。

不過，由於每個人的睡眠習慣各有差異，適合做、不適合做的事情也會有所不同。

每個人無法入睡的原因各不相同，

那為什麼，有些人就是能睡得很好呢？

這是因為，那些能夠睡得好的人，

擁有他們專屬於自己的方法。

因此，這本書應運而生。睡眠專家和自律神經專家攜手合作，從「身體」、「心靈」、「環境」三個角度，介紹了合計101種睡得好的人實際使用的各種方法。請隨意翻閱書頁，尋找那些「這個我做得到！」的想法來嘗試。我們相信，你一定能找到適合自己的良好睡眠法。

請記住，這本書的目的不僅僅是「睡眠」本身。而是透過良好的睡眠來減少焦慮和困擾，使日間活動更加充實，從而獲得幸福。

本書將幫助你找回潛藏在內心的「睡眠力」，創造最佳的身體狀態和最好的自己。不用擔心，因為我們每個人都擁有睡眠的能力。

小林弘幸、三輪田理惠

目
次

調
整
身
體
的
方
法

目次

調整身體的方法

6

調整身體的方法

調整心理的方法

調整心理的方法

目次

調整環境的方法

第 1 部

為什麼
調整自律神經
可以改善睡眠？

CONTENTS

1 引導良好睡眠的 自律神經調整法

大家好，初次見面。我是從事睡眠講師和顧問工作的三輪田理惠。向那些因失眠而無法發揮原有能力的人們傳授各種良好睡眠的方法，正是我的工作。

這次有幸與對我學習睡眠影響最大的自律神經領域專家——小林弘幸教授合作，將這些知識統整成一本書。

我是醫師小林弘幸。新冠病毒的全球大流行改變了我們以往的生活方式，導致有睡眠問題的人數大幅增加。

為了將能夠促進良好睡眠的方法傳達給更多人，並鼓勵他們實踐，這次我與有「睡眠大師」之稱的三輪田老師合作，向大家介紹這本「新睡眠聖經」。

還請多多指教！

因持續睡眠不足造成不適的 「睡眠負債」是什麼？

我原本是一名公司員工，為了提升自己的工作表現，以及激發團隊成員的幹勁和能力，我探索了壓力控制、提升溝通能力等方法，在此過程中我遇到了「睡眠」這個主題。當工作忙碌、在部門內長時間工作成為常態時，我發現公司裡的氛圍變得緊張，小失誤似乎也不斷增加。

我本身在30多歲後期，還在順天堂大學擔任外科醫師時，開始感到身心出現異常。不但疲勞難以消除、身體變得很差，工作中也經常感到煩躁。儘管我學過有關「自律神經」的知識，但對自己的自律神經卻疏忽大意。

當時我每天從早到晚忙著工作，明明喜歡自己的工作，但一到星期天晚上就感到很憂鬱。

正是因為自己的自律神經失衡，我才意識到了調節自律神經的重要性。

對於睡眠的需求之前就已經存在，但在新冠疫情期間，由於生活節奏被打亂、壓力增加，愈來愈多人開始出現睡眠問題。小林醫師專業的自律神經領域和睡眠緊密相關，但具體來說，它們之間存在什麼樣的關聯呢？

小林

　因長期睡眠不足，而導致各種不適的健康狀態，稱為「**睡眠負債**」，而最先受到影響的就是自律神經。自律神經是自動調節身體狀態的器官。調節自律神經就是調節身體狀態，也可以說成「調節身體狀態的意識」。

　在各種原因不明的不適中，與自律神經特別密切相關的疾病稱為「**自律神經失調症**」。更年期障礙、癌症發病、胃腸神經紊亂或腸道激躁症、梅尼爾氏症或過度換氣症候群也可能是由自律神經失衡引起的。如果睡眠負債持續累積，自律神經會受到氧化壓力的影響，失去平衡。換句話說，為了維持身心健康、讓自己處於良好狀態，需要從一切健康的基礎——「睡眠」著手，改善睡眠品質。

造成自律神經失調的壓力、生活習慣及老化

三輪田

　如果自律神經的平衡狀態良好，就能夠獲得良好的睡眠；如果能夠獲得良好的睡眠，也就能夠調整自律神經的平衡。那麼，什麼樣的因素會擾亂自律神經呢？

小林

有各式各樣的因素，其中具代表性的有三個：**①壓力、②生活作息不規律、③老化。**

即使是小事，也可能讓自律神經大幅失衡。特別是近來，由於新冠疫情改變了生活方式，許多人的日常生活和工作方式都發生了變化。此外，戰爭等黑暗的新聞也會影響我們的心情，進而影響自律神經。

三輪田

①壓力、②生活作息不規律、③老化，這些也是擾亂睡眠的因素。壓力會導致失眠，生活作息不規律、飲食和運動也與睡眠相關。此外，隨著年齡的增長，睡眠模式也會發生變化。了解自己目前的狀態並調整自律神經的平衡，對於獲得良好睡眠而言必不可少。

我開設了不分年齡性別的睡眠講座。在以前，我認為年長者對這個主題比較有興趣，他們會提出很多問題，也會認真抄筆記，感覺需求更為迫切。但確實，自從新冠疫情以來，感覺年輕一輩有睡眠問題的情況顯著增加。

小林

在像現今這樣充滿壓力的社會中，不論年齡大小，自述因自律神經失調導致不適症狀的人正在增加。

最近，引起關注的是會讓年輕患者早上起不來的**「起立性調節障礙」**。這種病症多發於小學高年級至中學生，患者雖然想去學校，但早上會感到頭暈無法起床；即使勉強去學校，也會因頭痛或腹痛而無法動彈。這同樣是由自律神經失調引起，不僅兒童，成人也可能發病。

當自律神經的平衡失調時，會影響血液循環和腸道環境。這可能導致血管和內臟的疾病，導致腸道內的免疫細胞功能惡化，從而增加全身免疫力下降的風險。

自律神經失調
為何會對睡眠產生不良影響？

三輪田

為了提升免疫力、保護自己的身體，並且維持健康，自律神經的重要性絕非言過其實。話說回來，自律神經要怎樣才算是處於平衡的狀態呢？

小林

自律神經包括**「交感神經」**和**「副交感神經」**。當交感神經處於優勢狀態時，心跳和呼吸會自動加快，以適應工作或運動等活動。相反地，當副交感神經處於優勢時，心跳和呼吸會自動放慢，達到適合休息或睡眠的狀態，進入放鬆模式。如果用車子來比

喻，兩者可以說是油門和煞車的關係。這兩者能夠平衡運作的狀態，就是健康且身心和諧的狀態。

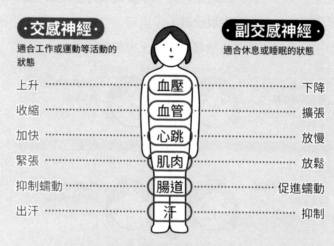

小林

壓力會創造興奮狀態，所以會使交感神經過度處於優勢，從而破壞自律神經的平衡。而自律神經的狀態有四種類型：

①交感神經和副交感神經活性都高
②交感神經活性高，副交感神經活性低
③交感神經活性低，副交感神經活性高
④交感神經和副交感神經活性都低

①是能夠良好開關機的理想狀態。
②是努力過頭且承受壓力的人常見的狀態，可以說現代人多屬這種類型。

③是經常感到疲憊想睡的人常見的狀態。在關鍵時刻無法發揮力量，注意力和專注力也會變得分散。

④則常見於那些提不起幹勁的人，不管是油門還是煞車都無法發揮作用，身心皆會出現不適。

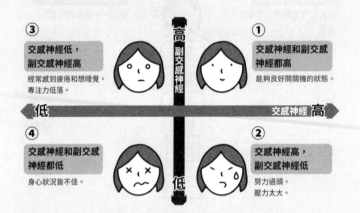

我們應該追求的狀態是：白天工作或活動時，交感神經處於高度活躍狀態；夜晚放鬆或睡眠時，副交感神經處於高度活躍狀態。

為了獲得良好的睡眠，維持心理和身體的健康、和諧，理想的做法就是同時提高交感神經和副交感神經的活性。

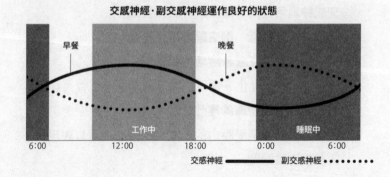

睡不好的人
是否會容易老化？

小林

列舉擾亂自律神經的原因時，我們提到了老化。**男性到了30歲、女性到了40歲時，副交感神經的功能容易低落。**因此，隨著年齡增長，特別需要有意識地採取行動。

三輪田

我以前怎麼熬夜都沒問題，但現在一熬夜就會很痛苦。確實，隨著年紀增長，我深切感受到睡眠狀態的變化。

小林

自律神經平衡良好的人，無論是外觀年齡還是身體年齡，都會比實際年齡年輕。**在不做任何處置的情況下，自律神經的功能大約每10年就會下降約15%。**加上現代環境中的壓力較多，自律神經一切正常的人反而還比較少見。

三輪田

身處自律神經容易失調的現代社會，也可以說是身處容易老化和睡眠易受干擾的環境。關於抗老化，電視、網路或書上等都有大量資訊，也有人透過外科手術來讓自己看起來更年輕。
雖然許多人對保持年輕有著高度興趣，但首先，**調節自律神經和獲得充足睡眠才是最有用的抗老化解方。**

調整自律神經的三大要素

為了使自律神經達到理想狀態，我們應該怎麼做呢？

前面說過，自律神經是一個能夠自動調整身體狀態的器官。正如我們無法用自己的意志停止心臟跳動或改變血液循環，我們也無法控制自律神經的運作。不過，我們仍有能力做到不讓自律神經失調，以及在失調時能夠恢復正常。

基本的方法有三個：①改善生活習慣、②活動身體、③照顧心理。這些方法不但能促進血液循環，也能改善腸道環境。接下來書中還會介紹到，如何透過呼吸來調節自律神經的平衡。訓練肺部來提升呼吸品質（參考第208頁）也非常有效。

這些內容都可說是維持健康的基本要素。具體來說，我們應該怎麼做呢？

首先是「改善生活習慣」。我們應該維持規律的生活節奏，注意均衡飲食。熬夜、睡前飲酒、吸菸等行為都會干擾自律神經。

　　去國外旅行時，因時差問題而導致失眠、疲勞難以消除、感覺無力等等，這些都是生活節奏被打亂的表現。同樣地，睡前飲酒或吸菸也會降低睡眠品質。

　　關於「活動身體」這一點，並不是要求你每天早上去慢跑，或是下班後每天去健身房練肌肉。對健康而言，重要的是促進全身各處的血液循環，這就需要讓身體動起來。如果你長時間坐在桌前工作，一直維持同樣的姿勢，血液循環會變差。只要在休息時間進行輕量運動，就能改善血液循環，從而調節自律神經。相反地，過於激烈的運動，則可能會過度刺激交感神經。

　　我的興趣是參與鐵人三項、越野賽跑等運動，但也曾因為在比賽中出力過頭，之後就感冒或是身體狀況變差，這正是過度運動的典型例子。因此，當我知道有可能發生這種情況後，就非常重視包括睡眠在內的身體調節。

　　運動不需要過度努力。過度運動會增加心跳速率和呼吸頻率，過度刺激交感神經，反而打亂自律神經的平衡。適當的運動不僅有助於緩解壓力，還能夠洗滌身心，對自律神經有正面影響。

小林醫師提出的**「細胞運動」**（參見第126頁）正是能夠調節自律神經的運動。我自己也每天都會做，並且確實感受到它的效果。

三輪田

第三項的照顧心理，就是要學會**與壓力和平共處**。強烈的壓力會提升交感神經活性，打亂自律神經。這不僅會讓血液循環惡化，還可能導致大腦血液循環不良，影響思考和情感控制，形成壓力持續增加的惡性循環。

小林

正因為睡眠可以緩解壓力，一旦失眠，就會導致壓力增加，又進一步影響睡眠、增加壓力，讓人更睡不著……形成惡性循環。

三輪田

然而，所有的外界刺激都是一種「壓力」，因此我們是無法將壓力歸零的。被人注意或承受壓力，甚至天氣過熱或過冷，都是壓力源。壓力本身無好壞之分，外部刺激帶來的感覺是愉悅還是不快，取決於個人的接受態度。

小林

確實，看到成功的人時，有人會因此受到鼓舞，而有人則可能感到自卑，反應截然相反。

當外部壓力導致身體作出負面反應時，會讓心率上升、呼吸變淺，血液循環變差。相反地，如果外部壓力引發正面反應，則會讓大腦血液循環充足，可以冷靜且恰當地做出判斷。正面的壓力，有助於促進個人成長。**如果感受到負面壓力，就要注意自己的自律神經是如何做出反應，把重點放在調節自律神經的平衡。**

只要自律神經處於良好狀態，就能讓自己在面對負面事物時，也能夠以正面角度看待。①改善生活習慣、②活動身體、③照顧心理，以及促進腸道和肺部健康，正是建立強大自我的途徑。

找到適合自己的「好睡法」

三輪田　前面提到的所有事項都很重要，但實際上要全部實踐很困難。畢竟，失眠的原因是因人而異。

小林　正如你所說。就像每個人的長相和性格不同，基因也控制著每個人體質的特徵。就睡眠而言，無法入睡的原因、能夠入睡的契機，甚至是舒適的睡眠時間也因人而異。順帶一提，我本身是個「短眠者」（指睡眠時間低於6小時也無礙於健康的人，參見第28頁）我到矽谷出差時做了基因檢測，結果也顯示我是短眠者。

三輪田　我還是學生時，曾認為只要減少睡眠時間，就能做更多想做的事情，所以閱讀了「短眠法」的書並實際執行，結果明顯把身體搞壞了。即使有人能夠承受短時間睡眠，盲目減少睡眠時間也可能會損害健康。我認為睡眠的個體差異很大。

小林　睡眠不僅受到體質和習慣的影響，還受到當天的狀態和睡眠環境的影響，所以採取最適合自己所處情況的行動非常重要。反過來說，有時候僅僅改變一件事，就能引發良好的連鎖反應。

三輪田

我的客戶經常有這樣的經驗：光是改變一個小行為，比如改變用餐時間、換一套睡衣、換一個枕頭等，就能成為促進各種改善的契機。觸發變化的因素因人而異。市面上有許多關於睡眠的書籍，但如果不適合自己，效果也就難以顯現。更不用說在無法實踐的情況下，無論掌握多少知識，也無法改善睡眠。這就是我想介紹更多好睡法給讀者的原因。

小林

本書介紹了101種「好睡法」，以應對所有不同的失眠原因。希望這些好睡法能成為本書讀者的習慣，從而促進身心健康，並能穩定地發揮出高性能。

自律神經與所有的健康狀態相關，睡眠也可以說是與一切相關。請參考本書的內容，並嘗試實踐。

改變睡眠，就能改變人生！

2 你的睡眠狀態還好嗎？
睡眠自我評估

│ 如何判斷自己有沒有睡著？

「有人會說自己「隨時隨地都能睡著，完全沒問題」。

也有人是「完全睡不著，很困擾」。但是，我們要如何判斷自己究竟有沒有睡著呢？根本上，睡眠是大腦休息的時間。當大腦的特定區域的活動減少時，我們就處於睡眠狀態；而大多數情況下，我們其實不會記得自己是否睡著了。因此，即使有人表示「都睡不著很困擾 」，也有可能只是不記得自己已經睡著了。

那麼，我們應該憑藉什麼來判斷自己是否真的睡著了呢？如果要正式檢查，則可以做透過腦波、脈搏、肌電圖等方式進行的「睡眠多項生理檢查」。但除非有特殊情況，一般人很少有機會接受這種檢查。

通常，大家在判斷「是否睡著」時，可能會關注以下五個方面：

①入睡所需的時間

②夜間醒來的次數，以及是否能再次入睡

③是否比預定時間提前醒來，以及之後是否能再睡

④睡醒時的身體狀況和清爽感

⑤日間的睡意

　　其中，特別值得關注的是「⑤日間的睡意」。此外，還應該關注「日間的身體狀況和表現」，以此來分析自己的睡眠狀況。

　　一個簡單的方法是，**檢查起床後4小時的睡意、身體狀況和表現**。比如，如果你6點起床，那麼大約是在10點左右；如果7點起床，則大約是在11點左右。如果這個時候你感到專注力不足或疲勞，可能就要懷疑自己的睡眠品質或睡眠時間是否適宜。

　　之所以選擇這個時間，是因為起床後大約4小時是人腦開始正常運作的時間。此外，根據健康人的生理時鐘節律，大腦會在起床8小時後開始感到疲勞。因此，如果想準確了解自己的睡眠狀況，觀察起床後4小時的狀況比觀察午餐後的狀態更為理想。

　　之所以不僅提到「睡意」，還提到「身體狀況和表現」，是因為如果持續慢性（長期）睡眠不足，可能會逐漸不再感到有「睡意」。請參考下一頁的圖表。

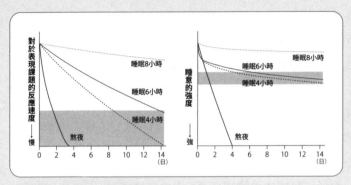

出處：Van Dongen HPA, 2003。

　　這是比較了睡眠8小時、睡眠6小時、睡眠4小時，以及熬夜之後在日間的睡意和表現。的確，連續熬夜會明顯感到睡意，但若是睡眠4小時至睡眠6小時，持續約4至6天後，身體就會逐漸適應，幾乎不會感到有睡意（右圖）。另一方面，人的表現也會隨著睡眠時間減少明顯下降（左圖）。

究竟怎樣才是「良好的睡眠」？

　　首先，什麼是「良好的睡眠」呢？讓我們稍微解釋一下。請看下面的公式：

$$睡眠的內容 = 時間 \times 品質$$

　　這個公式表示睡眠的內容是由「睡眠時間」和「睡眠品質」決定的。透過取得適當的時間和高品質的睡眠，可以實現「良好的

睡眠」。那麼，如何衡量睡眠品質呢？

你可能已經知道，睡眠分為「快速動眼期睡眠」（REM睡眠）和「非快速動眼期睡眠」（NREM睡眠）兩種。它們各自的特點如下：

① **快速動眼期睡眠**（REM睡眠）

・也稱為做夢期，這段時間經常做夢。

・全身肌肉放鬆，幾乎不會動作。

・身體進行休息。

・腦波活動相對活躍。

・血壓和脈搏會變化。

② **非快速動眼期睡眠**（NREM睡眠）

・有1至4階段的深度。

・腦部進行休息。

・有翻身等動作。

・在深層NREM睡眠期間會分泌生長激素，進行身體修復等。

一般來說，睡眠時間的前半部分多為NREM睡眠，後半部分REM睡眠增多。因此，如果不取得一定程度的連續睡眠時間，可能無法平衡地獲得這兩種睡眠。

關於睡眠時間的思考

那麼，接著討論睡眠時間。「到底需要睡多久呢？」這是每個人都可能會問的問題。

2009年，加州大學舊金山分校的傅嫈惠博士等人發現，有些人即使睡眠時間短，也不會對身心造成影響，造成這種情況的正是「短眠基因」。有逸聞稱拿破崙只睡3小時，微軟創辦人比爾‧蓋茨、前英國首相柴契爾夫人、前美國總統川普也被認為是短眠者。

加州大學的研究表明，「為了消除疲勞和壓力，恢復活動能量所需的睡眠時間是與生俱來的」。

研究將睡眠類型分為以下三類：

①短眠者：睡眠時間低於6小時
②彈性睡眠者：睡眠時間在6小時到9小時之間
③長眠者：睡眠時間超過9小時

值得一提的是，約80%到90%的日本人是彈性睡眠者。此外，以平均而言，**為了提升工作表現、健康活動，理想的睡眠時間大約落在7小時。**

證據就在於，在美國針對約110萬人進行的「睡眠時間與健康關係」調查中，死亡率最低的是睡眠時間大約7小時（6.5到7.4小時）的人，在日本針對10萬人進行的調查中也獲得了相同結果。

另外，「適當的睡眠時間」也會隨著年齡的不同而變化。例如，嬰兒一天中大部分時間都在睡眠，但隨著年齡的增長，到了50幾歲、60幾歲、70幾歲，許多人的「適當睡眠時間」會趨於縮短。

因此，針對睡眠時間，我們可以下這樣的結論：**以大約7小時為標準，「確保適合目前自己的適當睡眠時間」很重要。**因為睡眠是個人差異非常大的事情。

何謂「睡眠品質」？

除了需要注意「時間」，還要意識到「睡眠品質」。提升睡眠品質的關鍵，在於入睡之後的時間。特別是一開始的1~2小時非常重要。請參考下圖。

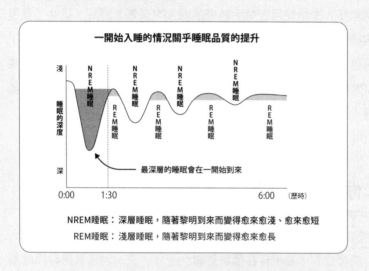

一開始入睡的情況關乎睡眠品質的提升

最深層的睡眠會在一開始到來

NREM睡眠：深層睡眠，隨著黎明到來而變得愈來愈淺、愈來愈短
REM睡眠：淺層睡眠，隨著黎明到來而變得愈來愈長

圖中顯示了健康人士一夜之間睡眠週期的腦波階段。大約每90分鐘就會經歷一次非快速動眼期與快速動眼期的周期，並在夜間重複數次直到早晨。

生長激素則是每1~3小時會有一次突發性的分泌，但在第一個週期的非快速動眼期進入深層睡眠階段時會分泌最多，因此最初的3小時被視為睡眠的「黃金時間」。

換句話說，**為了提升睡眠品質，理想的情況是在最初的90分鐘內進入深層的非快速動眼期睡眠**。這就是為何我們常聽

到「睡前要放鬆」和「睡前不要用手機」，因為這樣做會讓大腦保持清醒，難以在第一個週期的非快速動眼期進入深層睡眠。

而且，最好要避免在傍晚或之後小睡，因為這樣會浪費掉想要在上床後立刻進入最深睡眠階段時所需要的「睡眠能量」。

另外，提到客觀評估睡眠品質和睡眠時間的簡單方法，最近愈來愈多人開始使用智慧手錶或手機APP來測量睡眠。這些工具能夠檢查睡眠時間、睡眠深度以及是否有打鼾等情況，對於想要了解自己睡眠狀況的人來說，是一個不錯的選擇。但是，由於這些APP測量睡眠的方式，是透過「心率」和透過加速度感測器來測量「身體的動作」，所以建議當作參考就好。

你是晨型人還是夜貓子？
了解自己的睡眠「時型」

前面提到了睡眠存在個體差異。近年，充分利用早晨時間成為一種趨勢，並被傳為佳話。然而，多項研究發現，人的早起或晚睡傾向是由基因決定的。

天生晨型的人早起能夠發揮較高的表現。相反，對於本來就偏好夜晚的人來說，即使努力成為晨型人，也可能難以有良好的表現。

人體內存在著生理時鐘，其中的基因影響了晨型與夜型的傾向，

以及睡眠覺醒模式和日間的精力與情緒變化。

　　但我們很難明確區分「你就是晨型人」、「你就是夜型人」，因為也有屬於中間型的人。而且隨著生活習慣和年齡改變，人的睡眠型態也可能會變化。特別是在50歲過後，由於荷爾蒙和基礎代謝的變化，人們有逐漸轉變成晨型的傾向。

　　此外，基礎代謝較高的運動員通常睡眠時間較長，但隨著年齡增長基礎代謝降低，睡眠時間也會相應縮短，也有可能自然而然地轉向晨型。

　　這些晨型或夜型的睡眠習慣被稱為「**時型（Chronotype）**」或「**晝夜節律偏好（Diurnal preference）**」。國立精神‧神經醫療研究中心提供的「MEQ-SA」睡眠類型測量表，即是透過回答與睡眠和生活相關的19個問題，幫助你了解自己的睡眠時型，可分為「絕對清晨型／中度清晨型／中間型／中度夜晚型／絕對夜晚型」。你可以在網路上搜尋到此量表，任何人都可以進行評估，不過在此，我們可以透過一個簡易自評來確認自己的類型。

你是清晨型、中間型、夜晚型？生理時鐘類型簡易自評

① 要說的話，覺得自己偏向清晨型（YES／NO）

② 一天之中，感覺身體狀況在上午最好（YES／NO）

③ 在沒有特別安排的日子裡舒服起床的話，會在8點之前起床
（YES／NO）

④ 在沒有特別安排的日子裡舒服入睡的話，會在23點之前就寢
（YES／NO）

⑤ 通常，早上都很容易起床（YES／NO）

⑥ 起床後的30分鐘內可以充分清醒（YES／NO）

⑦ 如果隔天完全沒有安排，通常會比平常早睡（YES／NO）

⑧ 如果在晚上11點才睡覺，會覺得相當累（YES／NO）

> **▶ 清晨型 … YES有6個以上**
>
> 就寢時間：19～23點
> 起床時間：3～7點
> 表現最佳的時間：5～12點
>
> **▶ 中間型 … YES有3～5個**
>
> 就寢時間：約23點前後
> 起床時間：7～9點
> 表現最佳的時間：10～14點
>
> **▶ 夜晚型 … YES有0～2個**
>
> 就寢時間：0～6點
> 起床時間：9～13點
> 表現最佳的時間：16～凌晨1點

你的結果是什麼呢？順帶一提，即使因工作或上學等原因，在實際生活中是清晨型，但如果表現最佳的時間落在白天或夜晚，時型就可能屬於中間型或夜晚型。

了解自己的睡眠時型，可以幫助你決定什麼時間最適合進行重要的工作或活動；如果是在家工作、時間較為彈性的人，或許就能透過控制生活節奏，來提升自己的表現。

找回睡眠力，
需要調整「身體·心理·環境」

「飲食、運動、睡眠」被稱為健康的基礎，但如果沒有睡眠，就無法吸收飲食中攝取的營養，也無法產生運動時鍛鍊的肌肉，或是恢復疲勞。此外，睡眠也被視為修復心理和生理的唯一手段，是一切健康的基礎。

如果能夠提升每天的睡眠品質，身體、大腦和心靈也會隨之改變，讓整個人生都變得更好。但在忙碌的現代社會中，持續維持睡眠品質是一個極大的挑戰，為此我們需要有意識地提升「睡眠力」。

只要調整「身體、心靈、環境」這三個方面，就能確實提升睡眠力，本書將為你介紹各種方法。而首先，讓我們稍微整理一下「身體、心靈、環境」為何會與良好的睡眠息息相關。

▶ 身體

身體若是僵硬緊繃，呼吸會變淺，血液循環也會變差，無法獲得高品質的睡眠。就寢時放鬆身體，讓體溫能夠順暢地散發，達到副交感神經優勢的狀態非常重要。（參見第38頁～「調整身體的方法」）

▶ 心靈

強烈的壓力會激發交感神經活動，阻礙睡眠。理想狀態是在就寢時讓心靈平靜下來，達到放鬆，以促進副交感神經的優勢。（參見第168頁～「調整心靈的方法」）

▶ 環境

過熱或過冷、噪音等不良環境會影響深度睡眠。此外，過硬的床墊或枕頭也不利於身體的休息。我們必須創造適宜睡眠的環境，讓身體和心靈都能得到充分休息和調整。（參見第218頁～「調整環境的方法」）

人體中有許多組織會交互作用，以絕妙的平衡運作。睡眠品質也是由「身體、心靈、環境」三者相互影響決定的。

有位50歲的男性曾分享,「自從和太太分房睡之後,睡眠品質就變好了,連夫妻關係也變得比以前更加和諧」。這位男性和太太共寢一室超過20年,但兩人關燈、看電視的時間、想要入睡的時機都存在微妙的差異,這成為了他們的壓力來源。在了解到睡眠重要性後,他鼓起勇氣向太太提議分房睡。分房睡後,他的睡眠品質顯著提升,日間心情也大為改善。不但心情變得更平靜,對小事不再感到煩躁,夫妻關係也因此獲得改善。

這個故事不是要告訴大家「夫妻一定要分房睡」,而是想表達一個小小的改變可能會帶來意想不到的好效果。還有許多「光只是○○,就大大改善了難以入睡的問題」、「停止○○後,白天的表現就提升了」等例子,顯示出小行動可以帶來大改變。

本書介紹了101種幫助你找回睡眠力的「身體、心靈、環境」調整法。之所以從不同角度介紹這麼多方法,是因為睡眠具有很大的個人差異,每個人所處的狀況和生活方式也各不相同,無法一以貫之地認定「某種睡眠法一定有效」。

建議先粗略地瀏覽目錄,找到一個看起來可行的方法試試看。如果很難持續實踐,或效果不如預期,那就不要太執著,嘗試其他方法。既然有101個方法,就應該享受探索的過程。只要持續下去,你一定能找到適合自己的良好睡眠方法,哪怕是一個微小的習慣,也可能會帶來巨大的改變,甚至改變人生。

還請務必參考本書，從今晚就開始嘗試吧。

第 2 部

調整身體‧
心理‧
環境的
101種方法

CONTENTS

調整身體的方法

　　睡眠與身體狀況密切相關。為了打造「睡得好的身體」，我們需要了解睡眠的機制，並採取相應的對策。現在就來解釋一下為此所需的五個要點。

POINT ① 調整自律神經

　　自律神經的節奏理應如下：在日間活動時刻由交感神經主導，而在夜晚休息、就寢時副交感神經占優勢，這是理想狀態。交感神經占優勢時，血管會收縮，心跳數和脈搏會增加，變得更加活躍；當到達可以放鬆的時刻，副交感神經則占優勢，血管擴張，心跳數和血壓下降，最終進入睡眠狀態。我們每天都在重複這個過程，但如果這個平衡被打破，睡眠品質就會下降，引起各種不適。

POINT ② 將身體調整至生理時鐘的節奏

　　太陽升起，天亮就開始活動，夜晚變暗則休息、睡覺。這個循環是刻在人類生理時鐘上的節奏。根據這個節奏，人體內會分泌各種荷爾蒙，從而進行活動／休息。為了調整自律神經平衡並提高睡眠品質，讓生活符合生理時鐘的節奏很重要。

POINT ③ 體溫控制也影響睡眠

　　人的體溫從早晨醒來後會逐漸上升，到了傍晚達到高峰，夜晚時分則會下降。透過降低體溫並減緩新陳代謝，能讓我們的大腦和身體休息，進入睡眠狀態。

　　為了避免白天運轉了一整天的大腦過熱，大腦和內臟的溫度都會降低，藉此促進疲勞恢復。

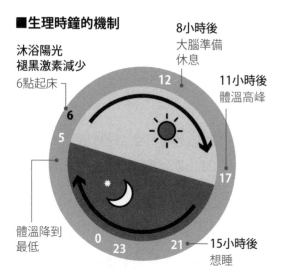

■生理時鐘的機制

8小時後
大腦準備
休息

沐浴陽光
褪黑激素減少
6點起床

11小時後
體溫高峰

12

6

5

17

體溫降到
最低

0
23
21

15小時後
想睡

　　從這個機制來看，當我們進入睡眠時，降低身體的深層體溫，如大腦和內臟的體溫，是提高睡眠品質的訣竅。

POINT④ 透過睡眠消耗疲勞物質

　　你可能已經從經驗中得知，經過一天大量活動或是頭腦勞動後，人會睡得更好。人感到想睡有多種原因，「疲勞物質的分泌」就是其中之一。人體在日間活動，積累疲勞物質，隨之產生睏倦感。一天中積累的疲勞物質會在夜晚睡眠時消耗，這構成了睡眠的一個周期。

POINT⑤ 改善腸道環境

　　大腦分泌的「褪黑激素」被稱為睡眠荷爾蒙，負責調節生理時鐘和荷爾蒙分泌的節奏。褪黑激素是由「血清素」生成。血清素又被稱為幸福荷爾蒙，其中95％在腸道中產生。因此，改善腸道環境，有助於促進良好的睡眠。

調整生理時鐘節奏①
統一起床時間

解說！

人類的身體是根據生理時鐘的節奏運作，在早上醒來，晚上感到想睡。然而，生理時鐘的週期略長於24小時，因此會逐漸與地球的24小時週期產生偏差。

證據顯示，當人在像洞窟那樣晝夜不分的地方隔離生活幾週時，地球時間的晝夜與生理時鐘會持續出現偏差，最終導致日夜顛倒。這代表我們需要透過某種方式調整生理時鐘的偏差。**關鍵就在於如何度過早晨的時間。**

. . .

人的身體在早上醒來時，會從副交感神經優勢轉為交感神經優勢的狀態。因此如果因為睡過頭而匆忙度過早晨，沒有成功切換的話，就會以副交感神經低下的狀態度過一天。這會導致專注力下降，在工作中感到睏倦，進而影響表現。

調整自律神經的第一步！
讓一日之初從相同時間開始，
建立生理時鐘的節奏

要調整生理時鐘的節奏，首先就要**將起床時間統一**。那些匆忙度過早晨的人，要從副交感神經優勢轉換到交感神經優勢狀態可能就比較費時間。儘可能有餘裕地度過早晨，嘗試提前30分鐘起床吧。這樣做可以在調整生理時鐘的節奏的同時，開啟一個愉快的早晨。

再者，破壞生理時鐘節奏的最大原因就是假日賴床。即使就寢時間不一致，理想的狀態是工作日和假日都保持相同的起床時間。即使在假日想要放鬆，**也應該將時間差限制在1到2小時以內**。覺得「這樣做會睡不夠」的人，可以嘗試後面介紹的「掌握好午睡的方法」和「掌握好睡回籠覺的方法」。

此外，在起床後，透過「曬太陽」、「吃早餐」等活動讓身體徹底醒來，就可以調整生理時鐘的節奏。

好的節奏創造好的睡眠。說早晨的開始是決定是否能夠睡得好的關鍵，一點也不為過。

調整身體的方法

41

調整生理時鐘節奏②
早晨曬太陽

解說！

人體是根據生理時鐘的節奏運作的。驅動生理時鐘的正是「光線刺激」與「飲食刺激」。這裡，讓我們來談談光線刺激。

當早晨的陽光進入我們的眼睛時，信號會傳遞到大腦的**視交叉上核**。然後，它會向全身的組織發送「早晨到了！起床吧！」的資訊，讓身體醒來。藉此完成生理時鐘的重置。

在起床後，生理時鐘重置大約14到16小時後，我們會感到有睡意。也就是說，如果每天早晨起床後生理時鐘沒有被正確重置，節奏就會慢慢地被打亂。

為了獲得高品質的睡眠，**早晨沐浴在陽光下，重置生理時鐘**非常重要。早晨的開始決定了夜晚的睡眠。

· · ·

另外，為了增強交感神經的活性，產生覺醒作用和調整生理時鐘的作用，需要2,000勒克斯的光線刺激，但普通室內的亮度大約只有500到1,000勒克斯。

另一方面，太陽光的亮度達到50,000至100,000勒克斯，即使是陰天也有大約10,000勒克斯的亮度。如果可能的話，應該儘量沐浴在太陽光或自然光下。

沐浴在陽光下，
重置生理時鐘！
促進覺醒荷爾蒙的分泌

實踐！

沐浴太陽光的理想方式，就是在起床後外出散步（大約15分鐘）。但即使是透過窗戶的光線，也能讓身體醒來。養成每天「早晨起床後打開窗簾」的習慣，讓自己清爽地起床吧。如果身處的環境在晚上睡覺時能夠保持窗簾敞開，那麼不關窗簾睡覺也是一種選擇。現在市面上也有根據設定時間自動開窗簾的裝置，不妨多加利用。

然而，對於值夜班或工作時間不規律，需要在早上或白天睡覺的人來說，光線反而是大敵，應該選用遮光性佳的窗簾。此外，還可以嘗試在窗邊用餐或在窗邊刷牙等，透過自然的方式讓自己每天早上沐浴在光線中，這些小改變也是很好的嘗試。

調整身體的方法

43

調整生理時鐘節奏③
吃早餐

解說！

在前文中，我們提到生理時鐘是由「光線刺激」和「飲食刺激」驅動的。這裡，我們來談談飲食刺激。

吃早餐可以讓體溫上升，為開始一天的活動提供能量補給的角色。

同時，早餐對於促進腸道運動的「腸道環境」也非常重要。改善腸道環境有助於調節自律神經。有一句外國諺語說：「早餐是金，午餐是銀，晚餐是銅」，對於腸道環境和睡眠來說，的確可以說「早餐是金」。

• • •

早餐不僅能促進腸道運動，還有刺激 **「時鐘基因」** 的效果。

時鐘基因存在於我們身體的所有細胞中，涉及自律神經的平衡、正常促進荷爾蒙分泌等，扮演了維持我們身體健康的多種角色。

另外，根據 **「時間營養學」** 的觀點，考慮到「吃什麼、吃多少」以及「何時吃」，為了刺激時鐘基因，最理想的早餐應該是均衡攝取三大營養素：碳水化合物、蛋白質和脂肪。光吃白飯、光吃麵包等單一碳水化合物的早餐，無法充分刺激時鐘基因。

透過早餐促進「時鐘基因」活性！
調整腸道環境與自律神經，
調節生理時鐘

實踐！

即使知道均衡飲食才理想，對於忙碌的現代人來說，每天吃早餐時都要考慮營養均衡可能相當困難。有些人早上無法吃太多，對於沒有時間或沒有食慾的人，首先可以嘗試從吃一根香蕉開始。香蕉不僅含有維生素、礦物質，還含有能成為腸道益生菌食物的膳食纖維。此外，香蕉含有豐富的必需氨基酸**「色氨酸」**，這也是關乎睡眠的一大要點。

如果可以吃得更多，不妨加入味噌湯、納豆、優格等發酵食品，也有助於調整腸道環境。

透過光線和飲食調整生理時鐘的節奏，可以提升日間的表現，並在夜晚獲得深度睡眠。關於飲食的更多資訊，我們將在後續的部分進一步介紹，敬請參考。

調整身體的方法

45

細嚼慢嚥

解說！

大多數人在小時候都曾被告誡要「細嚼慢嚥」。細嚼慢嚥帶來的好處是無法估量的。

首先，它能穩定血糖值、提高代謝率，並增強免疫力。此外，還可以避免過度進食、改善憂鬱症狀、提升記憶力，以及緩解皺紋和皮膚鬆弛、改善眼睛功能、提高專注力、減輕壓力、預防吸入性肺炎和失智症等等。當然，它也具有調節自律神經的作用，可以說與提高睡眠品質息息相關。

· · ·

如同上述，「咀嚼」具有各種功效，但特別值得關注的是在咀嚼時，要保持一定的**「咀嚼規律」**。

為了調節自律神經的平衡、整頓生活節奏，建立一定的節奏非常重要。我們在母親的肚子裡時，就是一邊聽著母親的心跳聲。因此，我們會對一定的節奏感到舒適和安心。

筆者研究室進行的實驗發現，以一定節奏咀嚼的「咀嚼規律」，可以**降低被稱為「皮質醇」的壓力荷爾蒙**。透過一定的咀嚼規律，能夠調整自律神經，數據也顯示了壓力能獲得減輕。只要日常生

細嚼慢嚥並透過「咀嚼規律」
減少壓力荷爾蒙！
讓自律神經維持在高度穩定

便捷性
★★ ★ ★ ★

期望效果
Z Z Z Z Z

活中的「咀嚼規律」愈多，自律神經就能夠在更高的水準上維持穩定。

實踐！

如果你以前10分鐘就吃完飯，那就嘗試將時間加倍到20分鐘，細嚼慢嚥。也推薦在上午和下午的用餐空檔，嚼口香糖5到15分鐘。

經常有人說「吃一口要嚼30下」，但如果設定每分鐘嚼多少下、每一口嚼多少下等規則，反而可能會造成壓力，所以請按照自己感到舒服的節奏咀嚼即可。順帶一提，調查顯示，每分鐘80次的節奏可以促進唾液增加。

「咀嚼規律」也有望提高睡眠品質。早上嚼得快一些可以增強交感神經的活性，睡前晚上慢慢嚼則可以增強副交感神經的活性，有助於獲得更舒適的睡眠。

調整身體的方法

47

意識到季節變化對睡眠的影響

解說！

大多數人可能認為生理時鐘控制著「一天之中的節律」。但實際上，生理時鐘控制著各式各樣的節律。例如，植物在春天開花，冬天枯萎。同樣地，候鳥會隨著季節遷徙，熊則會在冬天冬眠。會有這樣的現象，正是因為存在著刻畫數月甚至更長周期的生理時鐘。雖然關於生理時鐘的研究仍處於研究階段，但女性的月經和荷爾蒙周期也可視為「一個月的節律」。擁有四季的日本，則對應了「一年的節律」。

• • •

至於睡眠，你可能會注意到，**季節變化也會影響睡眠**。在一年中，日照時間和氣溫的變化會影響我們的睡眠。有句話說「春眠不覺曉」，許多人在春季初期會感到昏昏欲睡。這背後有兩個原因：

①因為年度變化及各種活動變得繁忙，導致睡眠時間不足。

②隨著日照時間變長，睡眠荷爾蒙 **「褪黑激素」** 減少的時間比冬季早，因此難以進入深層睡眠狀態。

而在夏季，

①炎熱

②日照時間長（黑夜時間短）

不要過度擔心無法入睡
或難以醒來的問題！
理解身體隨季節變化的情況

便捷性
★★★★★

期望效果
Z Z Z Z Z

這兩點常導致睡眠不足的人增加。

　到了秋季，氣候變得宜人，人們相對能夠睡得更長一些。冬季由於寒冷，睡眠可能變得較淺，中途覺醒的情況較多。然而，由於日照時間短，睡眠時間似乎會變長。

　因此，從一年的角度來看，秋季可能是最容易入睡的季節。

調整身體的方法

實踐！

　　　　　過度擔心無法入睡會成為壓力的來源。即使有連續幾天難以入睡的情況，如果從一年的視角來看，將其視為「季節性因素」，心理上會感到較為輕鬆。日照時間和氣溫等環境因素的不同，會影響睡眠的變化。反過來說，解決這些季節性因素，也是獲得良好睡眠的途徑。

49

了解天氣如何
影響身體狀態和睡眠

解說！

近年，我們愈來愈常聽到「天氣痛」或「雨天倦怠」這樣的詞彙。這些是指因氣象變化導致慢性病惡化的「氣象病」中，涉及疼痛或情緒障礙的情況。

自律神經與氣壓有著密切的關係。以1大氣壓（1,013百帕）為標準，在氣壓高於此標準或低於此標準的狀態下量測時，會發現氣壓愈高，交感神經的活性也趨向提高。

這代表**在氣壓低的狀態下，較難**促進交感神經的活化。當氣壓下降，特別是在大型低氣壓或颱風接近時，敏感者可能就會出現頭痛或情緒低落的情況。

季節交替時，由於氣壓變化和日間溫差，自律神經容易受到影響。在這些時期，特別需要注意健康管理，避免自律神經失衡，這對於獲得良好睡眠至關重要。

• • •

人位於耳朵內的內耳是人類感受氣壓的器官。當內耳感知到氣壓下降，便會透過前庭神經傳遞至大腦，從而影響自律神經。這個功能特別敏感的人，似乎更容易感受到氣壓的變化。

據說，女性占氣象病患者的70%，原因之一是女性**耳朵的血液循環普遍較差**。透過溫暖耳朵、按摩等方式改善血液循環，可能

提前掌握氣壓的變化！
了解天氣對身體的影響
並採取相應對策

便捷性
★★★★★

期望效果
Z Z Z Z Z

有助於緩解頭痛等症狀。若你正受此困擾，不妨試試看。

- -

因天候變化導致的身體不適並非心理作用。如果能夠事先知道可能會感到不適，那麼就能夠採取相應的對策。

感覺身體不舒服時，如果按照平常的節奏行動，可能會增加犯錯或受傷的風險。應該嘗試調整節奏，比如增加休息時間，或是留出更寬裕的時間來進行活動，以此來應對。

根據狀況靈活調整自己的節奏，有助於整頓自律神經，同時也能夠促進深度睡眠。

調整身體的方法

No. **7**
妨礙好眠的 NG 行為 ①
避免睡前進食

解說！

　　為了提升睡眠品質，理想情況是在一開始的90分鐘內進入深度的非快速動眼期睡眠（請參照第30頁）。也就是說，如果在就寢前進食，由於身體需要消耗能量來進行消化，就會破壞寶貴的睡眠黃金時段。雖然關於飲食的細節有很多可以討論，但晚餐時間對於提高睡眠品質來說非常重要。首先，**應該確保在就寢3小時之前吃完晚餐。**

. . .

　　進食後，首先會促進交感神經的活性，然後隨著腸道活動，副交感神經活性也會增強。從完成晚餐到胃腸道完全消化吸收食物大約需要3小時的時間。如果吃完飯立刻睡覺，腸道功能可能會下降，導致食物未能有效消化，容易變成以脂肪的形式囤積下來。

　　此外，若在飽腹狀態下入睡，胃部在睡眠中繼續進行消化活動，可能會導致大腦興奮，難以入睡，或影響睡眠品質。

> 在就寢3小時前吃完晚餐，
> 可以提高睡眠品質，
> 並提升隔天的表現

即使知道晚餐太晚吃不好，但有些人可能因為工作或家庭原因，不得不將用餐時間安排得較晚。在這種情況下，只要審視食物的內容、份量和吃法，就能帶來改變，還請務必留意。

我們提到消化需要3小時，但嚴格來說，不同食物的消化時間各不相同。脂肪含量高的食物消化時間較長，因此應避免食用拉麵或燒肉等食物，選擇高蛋白、低脂肪的食物會更好。

如果知道晚餐會比較晚吃，可以嘗試下午吃一些輕食，例如飯糰，到了晚上則吃些配菜就好。

如果因為應酬等原因不得不在較晚的時間進食，除了避免高脂肪食物外，還可以控制食量在4～5分飽，藉此減輕胃部的負擔。另外，也請嘗試實施我們在第46頁提到的「細嚼慢嚥」。

男性到了30歲、女性到了40歲左右，副交感神經的活性會急劇下降。隨著年齡的增長，過度飲食或過晚用餐，可能導致失眠或隔天的疲勞，因此需要特別注意。

調整身體的方法

妨礙好眠的NG行為②
避免睡前使用手機、電腦

解說！

「睡覺前滑手機不太好」——你或許也聽過這樣一句話。很多人可能會在睡前躺在被子裡玩手機遊戲、瀏覽社群媒體，設置好鬧鐘後，就將手機放在枕邊入睡。很多人每晚都在重複這樣的生活方式。

如果僅僅是設置鬧鐘，問題就不大。但一旦開始滑手機，往往就停不下來，這正是手機的特點。逛逛社群媒體、看看新聞、搜尋影片……不知不覺中，10分鐘、20分鐘就這樣過去了，睡眠時間也因此被削減。

此外，手機發出的藍光進到眼睛後，會抑制睡眠荷爾蒙褪黑激素的分泌。睡前使用電腦的人也會遇到同樣的情況。

. . .

藍光會讓大腦保持清醒，從自律神經的角度來看，這也是我們最好要避免睡前使用手機的原因之一。當你持續盯著近處的手機或電腦螢幕時，眼周肌肉會處於緊張狀態，交感神經持續活躍，這意味著自律神經的平衡容易被打亂。因此，最好在睡前一小時避免使用手機或電腦，創造一個放鬆的模式。

智慧型手機雖然是一項非常方便的工具，但如果不斷地使用、過度吸收資訊，也可能會導致**「腦疲勞」**。有醫師警告，這可能

便捷性
★★★☆☆

期望效果
ＺＺＺＺＺ

會使記憶力衰退，思考功能下降。

對於習慣性滑手機的人來說，建議**建立一個「滑不到手機」的環境**。可以嘗試不將手機帶進臥室，或是在洗澡前關閉手機，之後就不再使用等方法。近來，許多手機的設定或應用程式也可以設定使用時間限制。

有些人可能會覺得，自己習慣看一看手機就睡著，所以在睡前看手機沒有關係。然而，帶著清醒的大腦狀態睡著與以放鬆的狀態睡著，睡眠品質會截然不同。試著下定決心，**在睡前一小時不使用手機或電腦**，並實踐看看。你會感受到睡眠品質確實有所改變。

調整身體的方法

55

妨礙好眠的NG行為③
避免過度使用社群媒體

解說！

干擾睡眠品質、打亂自律神經的一大因素就是壓力。而許多研究已經清楚地顯示，許多壓力源自於人際關係。

社群媒體是一項方便的工具，讓人們可以輕鬆與不認識的人建立聯繫，或了解熟人的近況。然而，一個不容忽視的事實是：許多人在瀏覽社群媒體上熟人或朋友的資訊時，會干擾到自己的自律神經。社群媒體雖然能滿足人們**想要獲得他人認可的需求**和**展現自己的欲望**，但看到他人的資訊也容易引發自卑情結或覺得自己不如人，成為巨大的壓力來源。

・・・

社群媒體作為資訊收集工具，對現代人來說幾乎已經不可或缺。因此，這裡並非要讀者完全不能使用。作為醫師，筆者想指出的是，社群媒體具有一定的成癮性，而且在特定時間和情況下，它還可能會大幅度地干擾自律神經。

在使用社群媒體時，應該意識自己「是否過度關注他人的動態和反應」。如果不僅僅是收集資訊，而是會讓你對比自己優秀的人感到嫉妒或焦慮，或對不如自己的人抱持一種勝利感，那麼社

社群媒體是擾亂自律神經的工具。
最好保持適當距離，
設定規則來妥善運用

便捷性
★ ☆ ☆ ☆ ☆

期望效果
Z Z Z Z Z

群媒體帶來的害處，可能已經超過你獲得的好處。

　　為了避免過度依賴社群媒體，並避免它帶來害處，建議設定一些使用上的規則：

◎設定使用時間

（例如只在通勤移動時使用，或只在飯後10分鐘內使用）

◎設定使用目的

（例如只用於收集特定群體的資訊，或確認熟人的近況）

◎關閉通知

（不是每次收到通知就查看，而是只在設定的時間內使用）

◎只在電腦上使用，不使用手機

（相對於使用手機，使用電腦會更費事，可以減少查看的機會）

　　以上只是幾個例子，但設定自己的規則並與社群媒體建立良好關係是很重要的。如果能將花在社群媒體上的時間用於睡眠、充實自我或提高健康，無疑會提升你的「生活品質」。

調整身體的方法

57

解說！

　　我們之前提到，早晨沐浴陽光可以減少睡眠荷爾蒙「褪黑激素」的分泌，並重置生理時鐘。如果在睡前處於明亮的環境中，或持續使用手機，到了睡覺時間褪黑激素就可能無法增加。其中最不好的就是開著燈睡覺。即使是在睡眠時，人們也能透過眼皮感知光線。開燈睡覺會抑制褪黑激素的分泌，使睡眠品質降低。

・・・

　　根據在美國進行的研究，與在黑暗中睡眠的女性相比，開著燈或電視入睡的女性在五年內體重增加的風險高出17%，肥胖的風險高出33%。體重增加的原因是因為夜間接受光線影響了睡眠品質。睡眠不足會增加刺激食慾的荷爾蒙**「飢餓素」**的分泌，並降低抑制食慾的荷爾蒙**「瘦素」**，使人難以控制食慾，導致體重更容易增加。回家後，燈還開著就在客廳沙發上睡著了……這樣的情況不僅會讓人無法進入深度睡眠，還會使疲勞無法消除，造成最壞的狀況。

睡前的強光和就寢中的光線會導致睡眠品質低落，控制光線才能好睡

便捷性
★★★★★

期望效果
ＺＺＺＺＺ

實踐！

為了避免睡前強光影響睡眠，首先應該調整臥室的照明。如果在就寢前洗澡，減弱浴室照明的亮度也是一個有效的策略。

睡眠荷爾蒙褪黑激素會在入睡後約3小時達到分泌高峰。為了在睡眠中有效分泌褪黑激素，0.3流明（相當於月光）的光線強度最佳，適當的光線強度最多1流明。

如果是處於完全的黑暗中會不舒服的人，推薦妥善使用間接照明。此外，夜裡會起床上洗手間的人如果能調整洗手間的照明，再次入睡也會更加容易。

如果是因為輪班而需要在白天睡覺的人，不妨在回家時戴上太陽眼鏡來避免接受強光。此外，睡覺時也應使用遮光窗簾來徹底遮擋光線。

調整身體的方法

妨礙好眠的 NG 行為⑤
避免睡前劇烈運動

解說！

要調節自律神經，運動是非常有效的手段。活動身體可以促進血液循環，使血液流遍全身各個角落。適度的身體活動也能夠重整情緒，有助於減輕壓力。

我們在第38至39頁提到的睡眠機制包括「體溫下降會讓人想睡」和「疲勞物質累積會讓人想睡」。如果在白天活動身體、讓體溫上升，到了睡眠時間就能降低體溫，使入睡更加容易。此外，透過運動積累適度的疲勞，也有助於獲得良好的睡眠。但即使運動有益，也不代表只要盲目地活動身體就行。

· · ·

為了提升運動能力或增強肌肉力量，需要對身體施加一定的負荷。但如果目的是獲得良好的睡眠，情況就不盡相同。特別是在睡前進行激烈的運動，會促進交感神經的活性，對睡眠產生負面影響。

忙碌的人們常在睡前利用時間慢跑或重訓，但是令人發喘的運動會使體溫上升，而降低體溫需要時間，反而會使入睡變得更加困難。

加拿大某大學的研究發現，在距離就寢2小時前完成運動的人

睡覺前激烈運動
會活化交感神經！
建議在傍晚進行輕度運動

能夠迅速入睡，在2小時以內進行運動的人則入睡困難，且睡眠時間也會縮短。

為了獲得深度睡眠，推薦**在傍晚進行輕度運動，適度升高體溫**。根據人體生理時鐘的節奏，起床後約11小時（早上6點起床的人約在下午5點、早上7點起床的人約在下午6點）左右，即傍晚時分，體溫會達到高峰。在就寢前2至3小時完成運動，體溫升高後，到了夜晚就會更容易下降。

即使沒有時間去健身房，工作或家務之餘做5至10分鐘的深蹲也會有很大的不同。透過加入散步或後續章節中介紹的「轉動肩膀的運動」（第138頁）等，只需輕微出汗的運動量，就能顯著提升睡眠品質。

調整身體的方法

61

解說！

在寒冷的季節裡，為了不讓身體變冷，有些人會選擇睡覺時穿著襪子；甚至在夏天，也有人會因為容易手腳冰冷而穿著襪子睡覺。確實，當腳趾冰冷時，人們會感到難以入睡。然而，如果不了解睡眠和體溫的機制，好心穿著的襪子反而可能成為妨礙睡眠的原因。換句話說，雖然在睡前讓腳趾保持暖和是好事，**但在睡覺時最好不要穿著襪子**——這是獲得良好睡眠的要點。

・・・

如我們在第39頁介紹的，睡眠時，大腦和內臟等體內**「深層體溫」**會下降。這是因為深層體溫會透過手腳進行**「散熱」**，進而帶來睡意，這就是睡眠的機制。當人放鬆時，身體會處於鬆弛狀態，進入休息模式，副交感神經占優勢。這時手腳的血管會擴張，透過手腳將深層體溫釋放到外部，進行散熱。

雖然人們傾向於認為「身體太冷的話會難以入睡」，但更準確地說是「無法散熱的話會難以入睡」。

當深層體溫下降時，我們會感到睏倦。因此，為了順利入睡，

想避免身體變冷⋯卻適得其反！
導致血液循環變差
請注意睡眠時穿著襪子的影響

就需要促進散熱，幫助降低深層體溫。穿著襪子睡覺不僅可能因為緊繃而阻礙血液循環，還可能阻擋熱量散發，導致深層體溫無法充分降低。

考慮到睡眠的機制，我們確實不希望在睡覺時讓腳部過冷。洗完澡後，為了不保持腳部暖和，可穿著襪子或室內鞋來保持溫暖。但為了獲得良好的睡眠，建議在就寢前，即將進入被窩時把鞋襪脫掉。

而如果是腳部容易冰冷，即使在睡眠中也想穿襪子的人，則可以選擇不會緊緊裹住腳部的暖腿套。現在市面上也有銷售睡眠專用、可以露出腳趾部分的襪子，也有改善效果。

調整身體的方法

63

妨礙好眠的 NG 行為⑦
避免下午打盹

解說！

下班途中坐在電車上時，因疲憊和輕微的搖晃而不禁打盹，或是回到家後吃完晚餐，在沙發上小睡……雖然這是一段愉快的時光，但在入睡前，尤其是傍晚以後的小憩，會降低夜間睡眠的品質。睡眠不應該分成幾段來完成，沒有什麼「只要合起來有睡7～8小時就好」，重要的是在夜間獲得連續的睡眠。

· · ·

「因疲倦而感到睏倦」是睡眠的機制之一。活動時間愈長，累積的睡眠動力就愈多。這稱為**「睡眠壓力」**，對於進入深度睡眠階段非常重要，關鍵就在於要累積充足的睡眠壓力。

有種促進睡眠的物質稱為**「腺苷」**。人在醒著並開始活動時，腺苷會逐漸累積，增加睡眠壓力。過度小憩會讓這種「壓力」被釋放，影響到夜間的主要睡眠。

如同我們在第30頁提到的，進入睡眠後的前90分鐘對於提升睡眠品質非常關鍵。如果在累積足夠睡眠壓力的狀態下入睡，當然會更容易進入深層睡眠。但如果在傍晚後小睡，就會浪費掉原本用來在就寢後進入最深層睡眠階段的睡眠壓力。此外，在白天進行超過一小時的長時間午睡也會消耗睡眠壓力，降低夜間睡眠的

藉由增加睡眠的能量
「睡眠壓力」，來進入
深度的非快速動眼期睡眠

便捷性
★★★☆☆

期望效果
Z Z Z Z Z

品質，應儘量避免。

實踐！

為了確保良好的睡眠，應該避免在通勤路上小睡。雖然當下會讓你感覺舒服一點，但回到家裡真正躺到床上時，可能就會發現自己難以入睡。

理想情況是在維持睡眠壓力的狀態下上床睡覺，享受深度的睡眠。例如，如果你希望睡到7小時，在睡前7小時就應該保持清醒。如果你晚上11點睡覺，6點起床，從下午4點過後就最好避免小睡。

如果你傍晚實在太睏，可以嘗試在中午進行不超過30分鐘的小睡來彌補。此外，上午的小睡對於夜間睡眠的影響較小，因此在早晨通勤路上小睡也有助於解決睡眠不足的問題。

調整身體的方法

妨礙好眠的 NG 行為 ⑧
避免傍晚後攝取咖啡因

解說！

許多人為了提神、刺激大腦或是簡單地放鬆一下，會選擇喝咖啡或茶，但這些飲料中含有的咖啡因對睡眠的影響可能超乎想像。

咖啡因在小腸被吸收後進入血液。血液中的咖啡因濃度會在30分鐘到40分鐘後達到高峰，並在2.5小時到4.5小時後減半。這意味著，咖啡因的提神效果可以持續超過4小時，帶來影響的持續時間可能比你想像中更長。如果想要擁有良好的睡眠，傍晚之後就最好避免攝取咖啡或茶。

• • •

以下是飲料中咖啡因含量的大概指南（根據2015年版日本食品標準成分表，每100ml萃取液中的含量）：

咖啡　　　　60mg

紅茶　　　　30mg

煎茶　烏龍茶　20mg

另外，巧克力中也含有咖啡因，因此需要注意。每100g牛奶巧克力中的咖啡因含量約為30mg左右，而高可可含量的巧克力則可能含有高達120mg的咖啡因。因此，傍晚的點心或晚餐後的甜點最好避免食用巧克力和巧克力製品，以減少咖啡因的影響。

咖啡等含咖啡因飲料的
提神效果比想像中持久！
最好避免在傍晚以後飲用

便捷性
★ ★ ★ ☆ ☆

期望效果
Z Z Z Z Z

有些人可能會飲用含咖啡因的提神飲料來驅散睡意，但即使咖啡因能暫時讓人清醒，這並不意味著它能補充缺失的睡眠。我們會感到睏倦，是因為大腦中累積了一種名為**「腺苷」**的物質，使我們產生睡意。咖啡因能夠阻斷腺苷在大腦中的作用過程，藉此消除睡意。然而，睡眠物質本身並沒有消失，咖啡因帶來的清醒相當於是用力拍打一個想睡的人的臉頰，強行讓他清醒過來。如果真的需要驅散睡意，請別忘了「睡覺」才是最佳解決方案。

調整身體的方法

最好避免在下午3點後攝取咖啡因。不過，咖啡因的提神作用和持續時間會因年齡、體質、是否空腹等因素而有所不同，如果是習慣在傍晚或傍晚過後飲用咖啡等含咖啡因飲品的人，可以嘗試先停止這種習慣一段時間，確認是否對睡眠有影響。

妨礙好眠的NG行為⑨
避免睡前抽菸

解說！

　　有吸菸習慣的人，可能會認為在睡不著時抽菸可以幫助放鬆。但雖然香菸具有鎮定作用，它同時也具有覺醒作用。吸菸已知會對健康帶來各種弊害，當然也會對睡眠造成負面影響。吸菸會導致入睡所需時間變長、夜間醒來的次數增多，以及總睡眠時間縮短。因此，**我們應該將香菸視為睡眠的大敵**。值得一提的是，吸菸者罹患失眠症的風險，比非吸菸者高出4到5倍。

. . .

　　香菸中的尼古丁會促進腎上腺素的分泌，導致血管收縮、血壓升高、心跳加速，從而增強交感神經系統的活性。有睡前吸菸習慣的人，可能因此蒙受失眠的問題。此外，吸菸還會增加**「睡眠呼吸中止症」**的風險。根據美國的一項研究指出，吸菸者打鼾的機率是非吸菸者的2.3倍，造成睡眠時中度至重度的呼吸障礙的機率是4.4倍。

　　此外，有研究結果顯示，吸二手菸者，即是在吸菸者附近吸入煙霧的人，其打鼾的發生率更高。抽菸對於一起生活的家庭成員、孩子們也會有不良影響。

睡前抽菸能夠幫助睡眠
完全是誤解！
要擁有良好睡眠，應停止吸菸

香菸的煙霧會導致喉嚨和鼻子的黏膜慢性發炎，使得作為空氣通道的上呼吸道腫脹，容易產生打鼾的情況。

實踐！

為了自己、家人以及良好的睡眠，停止吸菸才是理想選擇。然而，戒菸時確實會導致「尼古丁戒斷症狀」，其中包括了「夜間覺醒」。因此，有些人會誤以為是因為戒菸才難以入睡，認為有吸菸會更好睡。

僅憑意志力戒菸有時很困難，尋求戒菸診所等專業機構的幫助也不失為好方法。即使如此，如果實在無法戒除，至少應該在就寢2小時前避免吸菸。此外，還應該細心留意吸菸環境，以免影響到家庭成員或同居者。

調整身體的方法

解說！

　　喝酒後感到愉悅的睡意襲來，然後就這樣昏昏入睡……你可能有過這樣的經驗，實際上也有些人會借助酒力入睡。然而，雖然酒精可以幫助入睡，實際上它對「睡眠品質」卻有負面影響。

. . .

　　喝酒後感到睏倦，是因為被吸收的酒精從胃腸進入血液、到達大腦後，會抑制具有覺醒作用的神經細胞活動，進而引發睡意。此外，酒精也會降低體內深層體溫，引起睡意。

　　這樣子說來，如果在睡前喝點酒，不就能睡得更好了嗎？但問題在於之後。喝酒大約3小時後，隨著酒精被分解，產生的物質**「乙醛」**會刺激交感神經。此外，它也會影響到睡眠物質**「腺苷」**。而且，酒精的利尿作用會使你更容易因想上廁所而醒來。換言之，酒精會讓睡眠變得較淺，降低睡眠品質。

> 即使入睡變得容易，
> 睡眠品質也會下降！
> 就寢前飲酒需要審慎以對

實踐！

飲酒要適量，並務必同時攝取「水分」。

在飲酒前先喝一杯水，**飲酒時也要做到每喝一杯酒就配一杯水的比例，充分攝取同等的水分**。這樣做可以預防因酒精引起的脫水症狀，並且緩解因自律神經失調導致的宿醉或酒精中毒。此外，如果在睡前三小時結束飲酒，改攝取無咖啡因的飲品，就能減少酒精對睡眠的影響。

　　不過如果想睡好，最理想的方式還是不飲酒。對於那些宣稱自己「完全無法戒酒！」的客戶，我會建議他們「就當是被騙了，嘗試戒酒一週看看」。

　　當他們努力忍著不喝酒之後，有許多人回饋自己睡醒時感到清爽，白天頭腦也更加清晰，並且驚訝地說「沒想到差別這麼大，我再也不想喝酒了……」。在經歷了新冠疫情之後，在家飲酒的人數增加了。如果你有相同情況，就當作是做個人體實驗，試著至少戒酒一週，感受一下身體的變化吧。

調整身體的方法

71

妨礙好眠的 NG 行為⑪
避免依賴貪睡功能

解說！

「如果早上起不來就麻煩了……」因此有人會利用鬧鐘的貪睡功能（暫時按掉鬧鐘後，會在固定時間內多次響起的功能），或者每過一段時間就設定一個鬧鐘，以確保自己能夠醒來。在剛睡醒時迷糊地按下貪睡按鈕，再睡五分鐘、再睡五分鐘……但如果這樣不斷地睡回去，恐怕會打亂身體的生理時鐘節奏，進而毀掉整天的狀態。

. . .

我們提過睡眠有兩種類型：非快速動眼期睡眠和快速動眼期睡眠。在快速動眼期睡眠階段，身體會處於休息狀態，但大腦仍然清醒。健康的睡眠模式中，接近早晨時，快速動眼期睡眠的比例會增加，為醒來做好準備。**因此，為了能夠清爽地醒來，理想的是在快速動眼期睡眠階段或其前後醒來。**

如果你在第一次鬧鐘響起時從快速動眼期睡眠階段醒來，然後按下貪睡按鈕再次入睡，接下來大腦會再進入非快速動眼期睡眠階段。當你按下貪睡按鈕，剛起來又睡回去……如此不斷重複，就會在大腦準備甦醒時再次進入休息模式，導致早上起來時大腦混亂、頭腦昏沉。

把讓人難起床的鬧鐘「貪睡功能」關閉吧！這是讓你容易清醒的小訣竅

從自律神經的角度來看，當第一次鬧鐘聲響起你醒來時，交感神經開始活躍；當你再次入睡，換成副交感神經處於優勢；你再次透過貪睡功能醒來時，交感神經又再次被活化……重複這個過程會導致疲勞積累。這樣的反覆切換不僅會干擾自律神經系統的平衡，也會增加身體和心理的壓力，使我們更加疲憊。

理想的情況是不依賴鬧鐘，借助自然的力量醒來。如果能夠持續一週按照固定的時間睡覺和起床，就能調整生理時鐘，讓你自然而然地在同一個時間醒來。

話雖如此，每天早上在相同時間起床仍然是一個挑戰。如果覺得太困難，至少要做到**「鬧鐘響一次就能確實醒來」**。如果能夠做到鬧鐘響一次就清爽地起床，開啟美好的一天，自律神經和生理時鐘就會更容易調整到位，創造良好的睡眠和生活節奏。雖然貪睡功能很方便也很受歡迎，但一旦依賴它，就會發現自己愈來愈難起床，請記住這一點。

調整身體的方法

73

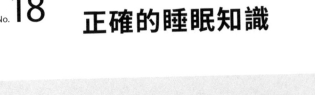

No. 18 學習並實踐 正確的睡眠知識

諸如「睡前滑一下手機才睡得著」、「晚上喝酒之後更好睡」等等，有些人明明做了會降低睡眠品質的行為，卻依然堅信「如果我不做某件事，就會睡不著」，而無法改變自己的行為。

這是因為這些行為已經成為一種習慣，在心中植入了錯誤的認知。一旦形成這種狀態，唯一的解決方法就是**有意識地改變行為，斷絕這種習慣。**

. . .

我們的大腦是根據過去的「記憶」來行動。

例如，如果你在「睡不著的時候」因為「玩了手機遊戲就睡著了」，雖然理論上在睡前接觸手機的藍光會降低睡眠品質，但偶然因為玩了手機遊戲而睡著後，大腦就會創造一個「玩手機遊戲就睡得著」的記憶。

當你基於這個記憶，再次睡不著的時候玩手機遊戲玩到睡著，「玩手機遊戲就睡得著」的記憶就會被進一步加強。

持續這樣一段時間後，大腦會將「玩手機遊戲就睡得著」的記憶轉變成「如果沒玩手機遊戲就睡不著」的認知。

一開始「因為睡不著」所以才「玩手機遊戲」這個【思考→行

別讓「我不○○就睡不著」
這類錯誤的認知
變成你的習慣

便捷性
★★★☆☆

期待効果
Z Z Z Z Z

動】的順序，變成了「因為玩了手機遊戲才睡得著」的【行動→思考】的順序。

當行為變成習慣後，就可能創造出錯誤的認知，還請特別注意。為了斷絕因錯誤認識形成的習慣，首先需要做的是獲取正確的知識，然後有意識地改變行為。

實踐！

如果在睡不著的晚上做了玩手機遊戲等不良行為，應該告訴自己「雖然我今天因為睡不著所以玩了手機遊戲，但從明天起不需要這樣做就能睡著」。**關鍵是不要讓睡不著時形成的習慣延續到第二天。**

透過反覆實踐，就能斷絕不良的【行動→思考】循環，更健康地改善睡眠模式。

調整身體的方法

消除睡眠負債的方法 ①
掌握好午睡的方法

解說！

午餐後感到昏昏欲睡是很常見的現象。的確，豐盛的餐食會導致血糖上升，隨後血糖下降的反應可能會引起睏倦和無力感。然而，無論是否進食，從醒來後約8小時，根據人體的生理時鐘節奏，大腦自然會感到疲勞並減緩活動。如果你6點起床，那麼大約在下午2點左右；7點起床，則在下午3點左右會感到有睡意。因此，午餐後的睡意是自然現象。

雖然「午後的睏倦」似乎無可避免，但只要透過**適當的小睡**，就能在一定程度上應對，並提升下午的工作或學習效率。

首先，非快速動眼期睡眠的「睡眠深度」有四個階段（見下圖）。午睡時希望達到的睡眠深度是第二階段。大約30分鐘的小睡，可

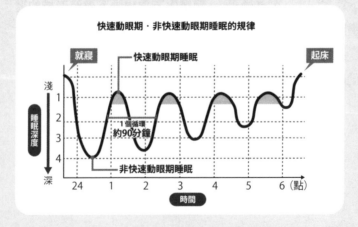

快速動眼期・非快速動眼期睡眠的規律

午餐後感到睏倦是自然現象，
巧妙地利用小睡
可以提升午後的表現

以讓你在第二階段左右醒來。

如果小睡超過30分鐘，有可能會導致睡醒時精神不佳，甚至影響夜晚的睡眠品質，因此需要特別注意。

- -

實踐！

即使有足夠的時間，也應設定鬧鐘，**確保小睡時間控制在30分以內**。對於年輕人來說，由於容易迅速進入深層睡眠，小睡10分鐘到15分鐘就已足夠。如果沒有足夠的時間進行小睡，僅僅閉眼幾分鐘也無妨。

睡眠的目的是為了幫助大腦恢復疲勞。由於人類每天接收的視覺資訊量龐大，當眼睛感到疲勞時，大腦也會感到疲勞。**只要閉上眼睛減少接收到的視覺資訊，即使不覺得自己有睡著，也能有效恢復疲勞。**

小睡時也不需要完全躺平，只要找到一個能夠固定頭部且舒適的姿勢即可，例如臉朝下趴在桌子上，或是靠在椅子上。在可行的範圍內有計劃地安排小睡，有助於消除睡眠負債，提升日間的表現。

調整身體的方法

消除睡眠負債的方法②
掌握好「睡回籠覺」的方法

解說!

如果你忙到平日長期睡眠不足，一到假日就睡到中午⋯⋯還請特別注意。這會打亂身體的生理時鐘節律，導致睡眠品質下降。請見以下圖表：

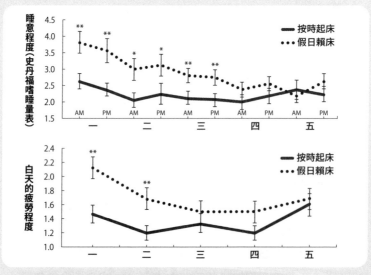

出處：岡島義《多睡一小時！睡眠負債消除法（暫譯）》（Sakura舍，2020年）。

　　上表比較了假日按時起床和賴床翌週的睡意和疲勞程度。結果顯示，假日賴床會打亂身體的生理時鐘節奏，導致疲勞感和睡意持續到下一週。「藍色星期一」一詞，指的是許多人會在星期一因

要彌補平日的睡眠不足，假日應該按時起床，再妥善利用小睡時間

身體不適而請假，在假日時生理時鐘亂掉也被視為原因之一。

如果在平日無法確保足夠的睡眠時間，只要妥善地利用「光線」和「飲食」這兩個調節生理時鐘的因素，**結合適當睡回籠覺和適當的小睡**，就能在不打亂生理時鐘節奏的前提下消除睡眠負債。

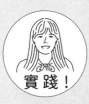

首先，正確「睡回籠覺」的方法如下：**即使在假日，也要儘可能在與平日相同的時間起床；即使難以做到，也應將時間差保持在1到2小時以內。**起床後應該沐浴一下陽光、喝杯水，如果可以的話就先吃頓早餐，稍作休息。在這之後，再去睡回籠覺。

如果要小睡，則應在上午進行約1到2小時的休息（包括一個完整的非快速動眼期睡眠和快速動眼期睡眠周期）；如果仍感到睏倦，可以在下午3點前進行不超過30分鐘的小睡。透過有效的回籠覺和小睡策略，就能在不破壞生理時鐘節奏的情況下消除睡眠負債。

調整身體的方法

No.21 以分鐘為單位延長睡眠時間

解說！

即使知道確保足夠的睡眠時間很重要，對於忙碌的現代人而言，將6小時的睡眠時間延長到7小時，也就在晚上提前1小時入睡，似乎是一項艱難的挑戰。

在這種情況下，不妨嘗試「以分鐘為單位」延長睡眠時間。有人可能會覺得這種微不足道的改變無法解決睡眠不足的問題，但睡眠負債是逐漸累積起來的。即使只是每天增加幾分鐘的睡眠時間，長期來看，也可以顯著增加每週或每月的總睡眠時間，改善整體表現。

・・・

我們的大腦會在躺下後約10分鐘左右進入睡眠狀態。在閉眼和開始昏昏欲睡的過程中，意識會逐漸消退，進入睡眠。

但如果累積了睡眠負債，你可能會發現自己一躺下閉上眼睛就會秒睡。有些人可能會覺得自己「馬上就能睡著，這樣不是很好嗎？」但實際上這並不是個好現象。這代表你是明明想睡卻還勉強醒著，一旦刺激消失就會立刻入睡，這其實是身體因為過度疲勞而迫切需要休息的表現。

而在大多數情況下，這很有可能導致日間的表現變差。

慢慢累積5分鐘、10分鐘，
1星期、1個月就有好幾個小時！
花心思逐步延長睡眠時間

有人能夠在躺下幾分鐘後迅速入睡，卻依然感到疲勞未消、日間易感睏倦，這很可能是睡眠負債累積的證據。即使因忙碌而難以確保充足的睡眠時間，仍可以**以分鐘為單位增加睡眠時間，進而延長總睡眠時間**，以求改善。

假設每天能延長10分鐘的睡眠時間，一個月可以就能增加5小時的睡眠；如果每天增加15分鐘，一個月則能增加7.5小時的睡眠時間。這說明了積少成多的效果。如果你夜間睡眠品質良好、生活節奏穩定，但白天仍會感到睏倦，也建議嘗試增加總睡眠時間看看。

不必每天堅持相同時間就寢，更重要的是保持起床時間一致。如果可以早點睡，就提早10分鐘或15分鐘入睡，以此來延長累積睡眠時間。這樣日復一日的努力，將有助於消除睡眠負債。

調整身體的方法

消除睡眠負債的方法④

^{No.}22 **在不得已的情況下
如何熬夜**

解說！

　　大家都知道不應該犧牲睡眠時間，但有時仍會因為工作或私人事務而不得不熬夜。為了維持原有的專注力、以良好的效率工作，理想的做法就是果斷地結束工作，為第二天做好準備。

　　但如果真的無法避免，採取適當的休息策略來維持表現，儘量不讓疲勞影響到翌日就至關重要。

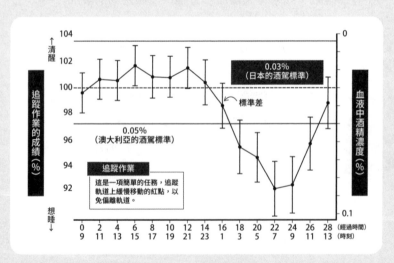

出處：https://www.nurse.or.jp/nursing/shuroanzen/jikan/pdf/02_02_01.pdf

雖然不要熬夜當然最好，但也有考量生理時鐘規律，減少傷害的恢復方法

　　請看左下方的圖。這是研究了因失眠造成的疲勞與工作效率的關聯性，隨著時間的推移，血液中的酒精濃度會升高，工作效率則會下降。**當從早上開始工作14小時後，工作效率會降至與酒駕的標準血液酒精濃度0.03%相等的水準。**更甚的是，超過22小時後，工作表現幾乎就和邊喝酒邊工作沒兩樣。這意味著，如果從早上9點開始工作，不管再怎麼努力，到了晚上11點之後整個人的狀態就會像是在微醺時工作一樣。這樣你應該可以了解熬夜是如何降低我們的效率了。

　　即使是緊急情況，仍應該儘量避免通宵工作，打亂生活節奏，並且讓這種狀態持續數日。為了避免這種情況，我們應該提早進行恢復，將熬夜的損害降到最低。

　　如果因工作的關係必須熬夜，為了儘可能減少身體的損害，必須考量生理時鐘的節奏和睡眠機制，採取小睡、進食、接受光線等關鍵對策。下一頁將為你說明這些方法。

調整身體的方法

實踐！

◎小睡片刻以防止工作效率下降

你可能有過這樣的經驗：強忍睡意、硬撐著不睡覺時，突然一瞬間意識就飄走了……這稱為「**微睡眠**」，是大腦處於睡眠狀態的幾秒到幾十秒時間。

如果頻繁出現微睡眠的狀態，卻硬撐著不睡覺，不僅會降低工作效率，也更容易發生失誤。這時最好的方法就是「小睡片刻」，重點則在於掌握時機和時間。

〈小睡的時間〉

有效小睡的要點有兩個：

①15分鐘的小睡

：有效清除睡意。

②約90分鐘的小睡

：有效增加能量。

如果你事先知道需要熬夜，建議**在熬夜當天的14點至16點之間安排約90分鐘的小睡**。14點至16點是根據生理時鐘節律，身體溫度下降、大腦疲勞開始顯現的時段，應該會很容易入睡。

如果做不到的話，也可以在每隔90分鐘、睡意來襲之際，安排15分鐘以內的小睡。此外，在疲勞積累之前頻繁休息，及時消除疲勞非常重要。如果時間不夠，即使是5分鐘的超短暫休息也無妨。

◎透過飲食來擊退睡意

　　熬夜會使活動時間變長，因此會感到飢餓。另外，在睡眠不足的狀態下，壓力荷爾蒙增強，會使得食慾比平時更旺盛，所以需注意不要放任食慾而過度進食。推薦食用低脂肪蛋白質和能轉化為能量的複合碳水化合物（如米飯、麵包、蕎麥麵、地瓜等）的組合。含有高糖分、高脂肪的食物會導致血糖水平劇烈波動，增加內臟負擔，導致疲勞加重，需格外注意。此外，也要避免在平時不吃東西的時間一口氣大量進食，以免增加內臟負擔，**最好分成小份量，少量多餐**。

　　此外，許多人在感到想睡時會選擇攝取咖啡因，但只有在真正感到睏倦時，於小睡片刻前飲用，醒來時咖啡因的效果才會顯現，能夠讓人清醒。

◎控制光線

　　對於身體節律來說，「光」是非常重要的。如果熬夜後需要睡眠，應注意**避免在清晨時分接觸過強的光線**。從工作場所或其他地方回家時，可以戴上太陽眼鏡來遮擋陽光。

　　如果想儘快調整回正常的生理節奏，那就不要在熬夜之後睡太久。如果在此時睡過頭，可能會導致當晚難以入睡，生理時鐘大亂。即使感到疲勞，熬夜後也應將小睡控制在2至3小時內，並儘量提前就寢。

調整腸道環境①
早上起床後喝一杯水

解說！

「**腦腸相關**」的說法指的是大腦和腸道之間相互影響的現象。當感受到強烈壓力時，有些人可能經歷過腹痛、急需如廁等情況。這種由壓力引起的「**腸道激躁症**」，被認為是大腦透過自律神經向腸道傳遞壓力刺激所致。

相反地，當腸道感染某些病原體時，也可能會增加大腦的焦慮感。這是因為腸內常駐的細菌能夠影響大腦功能。這也意味著，腸道的狀態會影響到我們的心理。

為了消除影響睡眠的不必要壓力，打造有利於深度睡眠的體質，調節腸道環境和自律神經就變得相當重要。

. . .

近年來，「腸道環境」和「自律神經」受到廣泛關注，也有多種方法被提出。雖然可以嘗試的方法很多，但首先推薦的是「**每天起床後喝一杯水**」。這背後的原因有很多：

①睡眠期間中濃縮的胃酸會適度稀釋，促進早餐的消化吸收。
②在睡眠時因水分流失而變得濃稠的血液，能透過補充水分變得更流暢。

調整腸道環境和自律神經，用早晨的好習慣打造能夠熟睡的身體

③喝水可以促進「胃結腸反射」，即促進胃腸的蠕動運動，讓身體醒來。

④由於胃腸是受副交感神經控制的器官，促使胃腸運動可以刺激副交感神經。早晨是從副交感神經轉換到交感神經的時刻，也是副交感神經活性容易下降的時間。在這個時段內喝水並刺激胃腸，可以防止副交感神經活性過度下降，調整自律神經的平衡。

⑤早起喝水促使胃腸運動，能自然促進排便，解決便秘問題。這個方法效果超好！只有好處沒有壞處。

起床後可以喝一杯（200～250毫升）常溫水。不過由於睡眠期間唾液減少，口腔內的細菌會增加。因此建議你先刷完牙後再喝水。

調整身體的方法

調整腸道環境②
每日飲用1到2公升的水

解說！

人體約60%由水分構成。其中75%存在於細胞中，25%以血液或淋巴液的形式存在於體內，是我們生存中不可或缺的物質。

無論熱或冷，人體每天都會透過汗水或尿液排出1到2公升的水分，因此需要補充排出的水分。這不僅是因為水分補充與腸道環境及自律神經有密切關係，也是為了維持一個不易疲勞的健康身體。

· · ·

大多數受失眠困擾或腸道環境失衡的人，有個共同的特點就是水喝得很少。

水不僅僅是在口渴時才喝。在感受壓力或緊張時，喝一口水也能讓心情平靜下來。這是由於所謂的「胃結腸反射」，喝水可以增加副交感神經的活性。無論是在工作或家務的間隙，還是想要稍微放鬆一下時，都應該經常喝水。

在厚生勞動省的網站上，除了告訴你喝水可以防止中暑，還提到水分不足也是中高年好發缺血性腦中風和心肌梗塞的原因之一。

經常補充水分，
可以調節失衡的自律神經，
提升全身的功能

因此，政府機關也正在推廣「為了健康多喝水吧」的宣傳活動。

關鍵在於要在感到口渴之前喝水。如果在早中晚餐前各喝一杯水，並在白天經常補充水分，應該可以自然而然地每天喝下1到2公升的水。

雖然在熱天時大口喝冰水感覺很舒服，但快速飲用冰水會對胃腸造成負擔。應避免過冷的水，常溫水才是理想選擇。

由於咖啡或茶等飲品含有的咖啡因具有利尿作用，從補充水分的角度來看，其效果並不是很理想。應該用新鮮的水來補充每天1到2公升的水分。也推薦飲用氣泡水，據說其健康效果更佳。

不僅僅是喝水，也可以想像水分滲透到你的整個身體。你可能會想，光是用想的能有什麼改變嗎？但其實，自律神經的運作在很大程度上與心理作用相關。僅僅是有意識地想像，就能讓效果加倍。

調整身體的方法

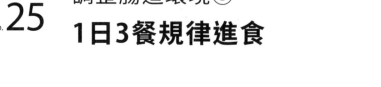

解說！

自律神經和腸道環境之間有著密切的關聯。為了讓腸道環境處於最佳狀態，**吃好早、中、晚三餐，並維持用餐時間規律很重要。**

自律神經中，交感神經的活性從早晨開始逐漸上升，到中午達到高峰，然後隨夜晚下降。副交感神經的活性則從中午開始逐漸上升，在夜間睡眠時達到高峰，然後隨黎明時分下降。按照自律神經的一日節律生活，可以促進良好的睡眠。

・・・

飲食不僅能補充營養，還有促進腸道運動的作用。讓腸道蠕動是副交感神經的職責。進食時，交感神經會處於優勢，之後則換成副交感神經開始運作，進行消化吸收。

透過早中晚三餐來三次促進這種變化，可以促進腸道蠕動，活化副交感神經以抑制交感神經過度升高，調節腸道環境和自律神經的平衡。這也能調整睡眠荷爾蒙「褪黑激素」、覺醒荷爾蒙「血清素」等多種荷爾蒙的平衡，讓你在日間也能有高效表現，保持健康。

養成1日3餐的規律飲食習慣，
可以整頓腸道環境，
也與調節自律神經息息相關

便捷性
★★★ ☆ ☆

期望效果
Z Z Z Z Z

雖然近來常有人推薦一天吃一餐就好，但從腸道環境的角度來看，一天一餐或一天兩餐對腸道的刺激太少。此外，一頓飯能吸收的蛋白質量是有限的。為了身體所需的營養，分成多次進食可以更有效地吸收。然而，如果一天吃五餐或六餐，就會給腸道帶來太多刺激。因此，**傳統的一日三餐可能是最佳選擇**。

實踐！

一日三餐應儘可能在固定時間進食。由於食物大約會在6小時內完全消化，所以餐與餐之間最好間隔6小時。另外，睡前進食會加重胃腸負擔，所以應該**在睡前3小時內完成進食**。

但如果每餐都吃到飽，就會過量進食。以胃口的6到7分飽為宜，細嚼慢嚥，享受食物的味道。整頓飲食習慣對於獲得良好睡眠至關重要。

調整身體的方法

91

No.26 積極攝取膳食纖維和發酵食品

解說！

我們已經談到自律神經和腸道環境之間有著密切的關係。我們的腸道中存在著許多菌類，其中「益生菌」佔20%、「壞菌」佔10%，剩下70%是根據腸道狀態可能轉向任何一方的「中性菌」。當壓力大、生活節奏混亂或飲食不規律時，腸道中的中性菌可能轉變為壞菌，增加便秘或腹瀉的風險。因此，如何促使中性菌轉變為益生菌，以及如何活化益生菌，便是維持腸道環境健康的關鍵。這裡的重點在於攝取食物纖維和發酵食品。

・・・

＜食物纖維含量豐富的食物＞

食物纖維分為非水溶性和水溶性兩種。

「**非水溶性食物纖維**」可以吸收水分，增加糞便的體積，促進腸道蠕動。「**水溶性食物纖維**」則增加糞便的水分，使其更易於排出。雖然兩者對於改善腸道環境都必不可少，但其中水溶性食物纖維可以作為益生菌的食物，建議積極攝取。

●富含水溶性食物纖維的食品

包括海藻、酪梨、秋葵、蘋果、大麥、納豆等。

均衡攝取食材和
改善腸道環境的必須營養素，
調整自律神經

便捷性
★★★☆☆

期望效果
Z Z Z Z Z

●富含非水溶性食物纖維的食品

包括地瓜、牛蒡、豆類、蘑菇類、糙米等。

＜發酵食品＞

乳酸菌能夠抑制腸內壞菌的繁殖，並增加益生菌的數量。富含乳酸菌的食品包括優格、納豆、味噌、泡菜、起司等。

然而，由於乳酸菌不會在腸內定居，因此應該每餐每天進食少量，而不是一次性大量食用。

實踐！

過於嚴格的飲食態度反而可能成為壓力源，進而擾亂腸道環境。飲食之本在於享受，所以不妨從每天的食物開始，稍微留意增加食物纖維和發酵食品的攝取。隨著日復一日的努力，腸道環境和自律神經將逐漸得到改善。這樣一來，自然能培養出有助於良好睡眠的體質，讓你能更加活躍地參與日常活動。

調整身體的方法

解說！

你可能已經聽說過「**益生菌**」和「**益生元**」這兩個詞。腸道中生活著約1,000兆個細菌，這些細菌的生態系統稱為「**腸道菌群**」。如前所述，當益生菌被活化，且中性菌傾向轉變為益生菌時，腸道菌群的平衡和腸道環境將得到改善，有助於調節自律神經。

益生菌是能夠整頓腸道菌群的活微生物。益生元則提供益生菌增長所需的食物，也就是益生菌的養分。

益生菌和益生元對整頓腸道環境來說都不可或缺。益生菌和益生元兩者的結合稱為「**合生元**」，透過同時攝取活微生物和益生菌的養分，可以更有效地改善腸道環境。

．．．

根據腸道微生物學會的定義，益生菌是「透過改善腸道菌群的平衡，對宿主的健康產生有益影響的活微生物」，而益生元則是「促進大腸中特定細菌的增長，對宿主有益的食品成分」。這些成分包含在哪些食品中呢？舉例如下：

＜含有益生菌的食品＞

腸內納豆菌、乳酸菌、麴菌、比菲德氏菌

納豆、優格、味噌、酒粕、米糠漬等

調整腸道菌叢，
同時服用兩種生物素
來改善腸道環境

＜含有益生元的食品＞

寡糖、水溶性膳食纖維、非水溶性膳食纖維

豆類（大豆、紅豆、豆渣等）、菇類（香菇、木耳、金針菇等）、薯類（地瓜、馬鈴薯等）、海藻類（海帶芽、昆布等）、蒟蒻、水果（蘋果、奇異果、香蕉等）、蔬菜（牛蒡、洋蔥、玉米、花椰菜）等

透過攝取發酵食品和膳食纖維，去意識到益生菌和益生元的存在，並以共生元的形式攝取，能夠進一步活化腸道內的益菌。

近來，市面上也有販售寡糖和共生元營養食品，如果是難以從飲食中攝取的人，也可以適時透過營養食品攝取。

調整身體的方法

95

調整腸道環境⑥
飯吃6到7分飽

解說！

能吃喜歡的東西吃到飽，是非常幸福的事情。但為了維持健康的體態，同時站在維持腸道環境與相關自律神經平衡的角度，我們最好要避免吃得太飽。

以前常說「飯吃8分飽」，但實際上吃到6到7分飽，稍微感到有點不夠的程度才更有效。因為吃得太飽會導致消化一次食物時耗費過多能量，破壞自律神經的平衡。

此外，飯後感到昏昏欲睡或頭腦昏沉，也是因為血液集中到消化系統以幫助運作，副交感神經過於活躍所致。保持6到7分飽可以幫助你提升日間的表現。

・・・

在第90頁中，我們提到為了調整腸道環境和自律神經，最好一日吃三餐。但補充說明一下，這並非叫你「每天三餐都吃得很飽」，而是「將所需的營養分成三餐吃」。

近期報告指出，透過減少約30%的食物攝取量，可活化有全身抗衰老作用的長壽基因「SIRT1（Sirtuin）基因」。保有空腹時間，更能促進「自噬作用」，這是一種讓老舊細胞更新的機制，也能有效提高免疫力。

不僅為了預防肥胖，
為了改善睡眠及提升日間表現，
也應該吃6到7分飽

便捷性
★★★☆☆

期望效果
ZZ ZZZ

實踐！

吃到6到7分飽代表要吃稍微不足的量。參考標準是要在覺得還吃得下、覺得食物很美味的時候停止進食。重點在於細嚼慢嚥，充分品嚐食物，這樣才不會減少滿足感。也要充分補充水分。

還不習慣的時候可能會覺得很辛苦，但隨著逐漸攝取少量食物，身體會慢慢感到適應。但如果減少進食會讓你感到壓力，就不應該急於一時減少太多，而是應該逐步從8分飽降低到7分飽……循序漸進。維持6到7分飽能夠提升日間的身體狀況和表現，同時也能改善睡眠品質。

調整身體的方法

97

解說！

正如「早睡早起吃早餐」所言，一天的活力之鑰在於早餐。它可以刺激腸道運動，活化交感神經，從而調整生理時鐘的節奏，促進新陳代謝和荷爾蒙分泌，成為一天中活力的源泉。

大腦的能源來自「葡萄糖」，但如果省略早餐，導致能源不足，就會失去專注力，大腦也會變得不那麼靈光。此外，還有數據顯示，不吃早餐的人體溫較低。

體溫的產生來自於食物和運動。透過早餐攝取必要的營養，在日間有效提升體溫、在夜晚降低體溫，有助於進入深度睡眠。

• • •

睡眠荷爾蒙**「褪黑激素」**大約會在甦醒後15小時後分泌。褪黑激素的作用會引起睡意，促進深層睡眠，而要製造褪黑激素，就需要從食物中攝取必需氨基酸**「色胺酸」**。

豆類、魚類、蛋類、穀物等食物都富含色胺酸，只要和維生素B6一起攝取，就能促進褪黑激素在腦部的合成。

色胺酸會轉化為覺醒的荷爾蒙**「血清素」**，血清素在夜間則會轉變為褪黑激素。

早晨應攝取的是
促進血清素分泌
的色胺酸

便捷性
★★★☆☆

期望效果
ZZZ Z Z

色胺酸幾乎存在於大多數食物中，因此，只要有意識地攝取碳水化合物、蛋白質、脂肪，自然能夠攝取到所需的量。吃早餐不能光吃碳水化合物，均衡飲食才是良好睡眠的訣竅。

實踐！

如果早上時間不多，可以選擇之後會在第102頁介紹到的味噌湯，或是香蕉和優格。優格中含有的雙歧桿菌和乳酸菌可以增加腸道中的益生菌，而香蕉則含有色胺酸、維生素B6和碳水化合物，可以輕鬆攝取必要的營養。

如果時間充裕，應攝取均衡的飲食，並細嚼品嚐。如果實在沒空吃早餐，建議至少喝杯白開水。腸道即使只是感受到重量，也會開始運動。

調整身體的方法

99

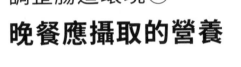

調整腸道環境⑧
晚餐應攝取的營養

解說！

應該有人曾經因節食等原因而不吃晚餐，結果「餓到睡不著」吧。首先，為了促進良好的睡眠，不建議跳過晚餐不吃。我們在禁食時會增加覺醒物質**「食慾素」**的分泌，進食時則會抑制其活動。

此外，當食慾素分泌時，會增強交感神經的活性，使得體溫上升。也就是說，如果不吃晚餐，將會導致自律神經失調。

不吃晚餐當然不好，但吃太多也不行，因為會給腸胃帶來負擔。關鍵在於吃飯時不要超過6到7分飽，而且應在睡前3小時內用完晚餐。另外，在晚餐時食用可以降低深層體溫的食品，有助於促進自然睡眠。

· · ·

正如我們之前討論過的，夜間降低深層體溫可以改善入睡的速度，並提升睡眠品質。「甘胺酸」是一種胺基酸，它能夠促使血管擴張、降低深層體溫，有助於改善入睡速度和提升睡眠品質。

＜富含甘胺酸的食品＞

魚介類，如蝦子、扇貝、魷魚、螃蟹等；含有動物性膠原蛋白的食品，如牛筋、雞軟骨、豬腳等；明膠。

此外，晚餐時攝取具有降低體溫特性的食材，可以讓深層體溫

為了調整腸道環境・自律神經，
晚餐要在就寢3小時前吃完！
能降低深層體溫的食材有助於睡眠

便捷性
★★★ ☆ ☆

期望效果
ＺＺ ＺＺＺ

更容易下降，幫助入睡。

<降低深層體溫的食品>

夏季蔬菜，如番茄；葉菜類、含水量高的食品。

食用含甘胺酸或能降低深層體溫的食材，並不代表吃了這些就一定能睡得好，請將其視為降低深層體溫的輔助手段。從降低深層體溫的角度來看，洗澡或運動是更簡便且效果更好的方法。

基本上，均衡飲食且控制在6到7分飽，在睡前3小時內細嚼慢嚥吃完飯，是調整腸道環境和自律神經、促進深層睡眠的捷徑。

調整身體的方法

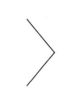

調整腸道環境⑨

No.31 養成吃「長壽味噌湯」
的習慣

解說！

前面章節建議各位可以多攝取發酵食品和食物纖維，以調整腸道環境。腸道環境會受到日常習慣的影響，理想做法就是透過每日飲食攝取來改善。

為了實現這個目標，筆者向各位讀者推薦的是「味噌湯」。

· · · ·

在這裡，筆者將介紹過去在各大媒體上提倡的 **「長壽味噌湯」** 製作方法和飲用要點。

材料僅需以下四種（方便製作的份量）：

· 紅味噌……80克

· 白味噌……80克

· 洋蔥碎……150克

· 蘋果醋……1大匙

紅味噌富含提升抗氧化作用的 **「類黑素（梅納汀）」**，白味噌含有抑制壓力的 **「GABA」**（一種胺基酸），洋蔥富含具有解毒效果的 **「蒜素」** 和 **「槲皮素」**，蘋果醋則含有能幫助鹽分排除的 **「鉀」**。將這些材料全部混合後，放入冷凍庫冷凍2至3小時。冷凍製成的「味噌球」每30克為一人份，可用來製作味噌湯。

調整腸道環境・自律神經
的最強方法，
就是每天吃飯時喝味噌湯

便捷性
★★★ ☆ ☆

期望效果
ＺＺＺ Ｚ Ｚ

取用味噌球，加入富含食物纖維的蔬菜，如秋葵、滑菇、紅蘿蔔、牛蒡、地瓜等，可以讓你在一碗味噌湯中攝取到均衡的營養。

味噌球不僅可以用於製作味噌湯，還可以用於其他料理的調味，例如用於炒菜或當作飯糰的餡料，同樣美味可口。

建議讀者將這種喝一碗就能攝取到豐富營養的「長壽味噌湯」，納入每日的飲食中。

- -

實踐！

「長壽味噌湯」是以味噌球製成，再放入滿滿的蔬菜，不妨養成每天喝一碗的習慣。事實上，許多人回饋，持續飲用這種味噌湯後，不但體重減輕，還改善了手腳冰冷和便祕的問題。其他可期待的效果還包括讓血管年齡回春，並減少過量的活性氧。

透過攝取發酵食品和適當飲食來調整腸內環境，自然能一併調整自律神經的平衡，有助於建立良好的睡眠體質。

調整身體的方法

傍晚進行輕量運動

解說！

　　體溫對於睡眠的影響確實非常大。開始進入睡眠狀態時，藉由降低腦部和內臟等深層體溫，能讓人更容易入睡。根據我們的生理時鐘節奏，醒來大約過了11小時後，即傍晚時分，體溫會達到最高點。

接著從這個時間點開始至夜晚，體溫會逐漸下降，藉此幫助入睡。

　　如果想降低深層體溫，運動是個非常推薦的方式。活動身體可以促進血液循環，將血液送達身體各個部位。

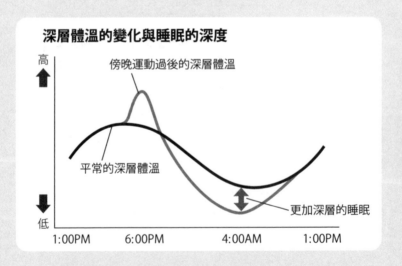

深層體溫的變化與睡眠的深度

高

傍晚運動過後的深層體溫

平常的深層體溫

更加深層的睡眠

低

1:00PM　　6:00PM　　　　4:00AM　　　1:00PM

配合生理時鐘的時間運動，藉此控制深層體溫，就能提升夜間睡眠品質

　　如同在第60和61頁提到的，最好避免在睡前進行激烈運動，理想的做法是在體溫最高的傍晚時分進行輕度運動。

　　在體溫達到高點時活動身體，可以提高體溫的峰值，在夜晚時分更有效地降低深層體溫，比起完全不運動時會更容易進入深層睡眠。

　　提到運動，並不一定要是跑步或激烈的重訓。可以在傍晚散散步，或是在工作和家務之間有意識地稍微活動一下身體。此外，找到易於養成習慣的方式也很重要，比如下班回家時，不妨故意繞路走到車站。在後續章節中還會介紹各種運動，例如深蹲等，推薦各位在日常生活中加以採納。

調整身體的方法

105

調節體溫②
利用三溫暖調整身體

解說！ 2021年的「新語‧流行語大賞」中，「妥妥樂（TO TONOU）」（譯注：三溫暖用語，指調整好、平衡好的狀態）一詞也被提名，顯示三溫暖在商務人士之間已經蔚為風潮。

三溫暖對於提高睡眠品質的效果，已經廣為大眾接納。洗三溫暖時，**由於高溫能大幅提升深層體溫，因此能在夜晚時大幅降低體溫，提升睡眠品質。**

此外，交替進入蒸氣室／烤箱和冷水池可以刺激自律神經，促進血液循環。這稱得上是一種「血管肌肉訓練」，可以大力促進血液循環，帶來許多令人期待的效果。

· · ·

三溫暖針對自律神經的調節流程如下：

①進入蒸氣室／烤箱時，血液首先集中到皮膚周圍

　　→副交感神經活性增加，血管擴張

②隨著身體變熱，心跳逐漸加速

　　→交感神經活性增加，血管收縮

③進入冷水池或用冷水淋浴冷卻身體時，血液會集中到體內

　　→交感神經進一步活化，血管收縮

> **三溫暖也稱作「血管肌肉訓練」，**
> **可以促進血液循環，**
> **大幅提升睡眠品質**

④進行戶外浴或休息時，血液再次集中到皮膚周圍

　→副交感神經活性增加，血管擴張

　三溫暖透過半強迫性地創造急劇的溫度變化，促使血管重複收縮與擴張。這種稱為「血管肌肉訓練」的刺激方式，能促進血液循環，使全身血液流動順暢，這就是三溫暖時「妥妥樂（TOTONOU）」的感受來源。

　人們在血管擴張、血液恢復順暢流動時會感到舒適愉悅。因此，三溫暖也有讓頭腦變得清晰，令人煥然一新的效果。

實踐！

　三溫暖應以「蒸氣浴／烤箱→冷水浴→戶外浴（休息）」為一組，重複2至3回合。最佳實施時間是早晨或傍晚，三溫暖後別忘了充分休息並補充水分。另外也須注意別勉強自己，要根據身體狀況進行調整。而對於有高血壓、糖尿病、心臟疾病等慢性病者，由於可能會對身體造成過大負擔，建議避免。

　三溫暖可以帶來顯著的效果，對於想要緩解疲勞、改善睡眠品質的人來說，只要身體狀況允許，是非常推薦的方法。

調整身體的方法

透過泡澡暖和身體

解說！

　　大腦和身體努力運作了一天後，就需要透過睡眠來休息。為了避免因使用過度而過熱，大腦和身體的深層體溫會下降，這是進入睡眠狀態的機制。

　　如要順利進入睡眠，就需要促進散熱以降低深層體溫。在家裡最簡單的方法，就是在夜晚睡前**慢慢地在浴缸中泡澡，從核心加熱身體。**

　　這樣做可以提高副交感神經的活性，讓深層體溫暫時性大幅提升，從而放鬆身體。

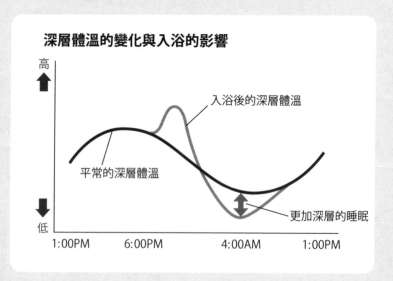

深層體溫的變化與入浴的影響

高

入浴後的深層體溫

平常的深層體溫

更加深層的睡眠

低

1:00PM　　6:00PM　　4:00AM　　1:00PM

> 從今天就能開始的簡單好睡法
> 就是不分夏天冬天好好泡澡，
> 提升夜間的睡眠品質

從浴缸裡起來後，深層體溫會逐漸下降，自然而然地引發睡意（參考左下圖）。

無論是冬天還是夏天，都別只沖個澡就結束，好好地泡個澡來提升體溫吧。

泡澡時，**建議在大約39至40度的微溫水中，放鬆地浸泡約15分鐘**。然而，泡得太久可能會導致身體過熱，建議一開始浸泡到肩膀高度，然後**在過程中改為半身浴**。

實踐！

如果你對自己的體能有信心，也可以在浸泡時加入一些伸展運動（但請注意不要讓身體負擔太大！）

此外，如果泡澡後體溫一直維持在高溫狀態，可能會難以入睡，所以一定要在睡前1至2小時完成入浴。如此一來就能在體溫下降時更順利入睡，獲得更深層的睡眠。

調整身體的方法

調節體溫④
淋浴時暖和頸部

解說！

即使在夏天，泡澡也是個相當推薦的好方法；但如果真的沒有時間泡澡，也可以用蓮蓬頭好好暖和一下重要的血管集中區域——「頸部」。這樣做可以有效暖和身體，改善血液循環。此外，暖和並放鬆頸部還有助於調節自律神經。

· · ·

頸部是人體中極其重要的連接處，負責支撐重達4到6公斤的頭部，並且維持腦部與身體之間的聯繫。因此，當頸部緊繃時，會讓全身血液循環變差，導致全身的疲勞。

頸部也是副交感神經系統中極其重要的**「迷走神經」**通過的地方。所以，如果頸部血液循環不佳，副交感神經的功能會受到抑制，交感神經則會持續處於高度活躍狀態。這會使人持續處於緊張和興奮狀態，導致失眠。

後續章節（第118頁起）將會介紹到，放鬆頸部是獲得良好睡眠的關鍵。

無法泡澡的時候，
就妥善運用淋浴的方式
來控制體溫

實踐！

　　當沒有時間泡澡時，可以利用蓮蓬頭的水壓，在較近距離下將熱水直接噴射至頸部後方來進行加熱。這樣不僅可以紓緩肌肉緊張，還能起到類似按摩的效果。

　　推薦可使用略熱的水來沖洗，但也不要過熱，以免刺激到交感神經。選擇自己感到舒適的水溫和持續時間來暖和頸部。

　　此外，躺在床上卻難以入睡時，也推薦使用熱毛巾來暖和頸部。

調整身體的方法

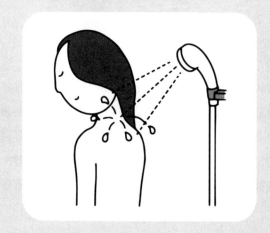

調節體溫⑤

淋浴時暖和骶骨

解說！

前面提到加熱放鬆頸部可以調節自律神經，另一個能夠有效刺激副交感神經的部位就是「**骶骨**」。

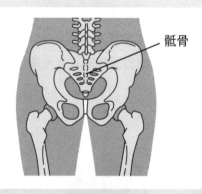

骶骨

自律神經是從大腦延伸至骶骨，再通往腳尖。其中主要有兩個部分會離體表較近，那就是頸部後方和骶骨。特別是骶骨周圍，因為肌肉和脂肪較少，熱量可以直接傳遞，是更容易刺激副交感神經的地方。此外，只要能暖和該區域周圍的血管，就能改善全身血液循環。所以洗澡時除了暖和頸部，也應該確保加熱到骶骨部位。

・・・

睡不著的時候，
就暖和骶骨來促進全身血液循環！
讓副交感神經處於優勢

　　骶骨扮演著連接上半身和下半身的樞紐角色，在骨骼結構中占據了重要位置，對全身的骨骼結構有著深遠的影響。

　　骶骨附近有供應腹部內臟和腿部血液的粗大血管流經，如果此處血流不通暢，將會影響到全身的血液循環。此外，鄰近此區域的器官，如膀胱、大腸、男性的前列腺，女性的子宮和卵巢等，也會受到不良影響。這可能會導致身體冰冷、便祕和荷爾蒙平衡失調等問題。

　　你可以選擇同時加熱頸部和骶骨，或是暖和你覺得舒適的其中任一處。

實踐！

　　使用稍微熱一些的熱水淋浴，在自己感到舒適的時間內暖和骶骨。冬天淋浴後也可以使用熱毛巾、暖暖包、懷爐或熱水袋來繼續暖和該部位。

暖和骶骨後全身會進入放鬆狀態，自然更容易入睡。

調整身體的方法

113

熱敷眼睛

解說！

　　隨著時代的變遷，使用電腦和手機導致眼睛過度勞累的人數呈增加趨勢。無論是用眼過度或壓力累積，都會讓眼周肌肉持續處於緊張狀態，變得僵硬痠痛。這種情況下交感神經會占上風，導致自律神經失衡，讓人難以入睡。

　　在這種時候，**建議在睡前熱敷眼部，放鬆眼周肌肉、改善血液循環**，從而促進副交感神經占優勢，切換至放鬆模式。

· · ·

　　人類的身體機制原本是為了適應野外生活而進化。捕獵遠望時，身體會進入「興奮模式」，交感神經活躍；近距離觀看時則是「放鬆模式」，副交感神經活躍。

　　然而在現代社會中，使用電腦和手機等近距離觀看的行為，卻常讓大腦全力運轉，讓身體處於「興奮模式」，使得交感神經占優勢。這不僅破壞了自律神經的平衡，也成為眼睛疲勞的主因。

消除自律神經失調的重要因素：
眼睛疲勞的現代文明病，
你就能睡得好

對於經常坐在桌前工作的人來說，有意識地給予眼睛休息的時間非常重要。

- -

為了放鬆並讓眼周肌肉休息，最簡單有效的方法就是**熱敷眼部**。在一項由大型化妝品製造商與日本大學合作進行的研究中，以約40℃熱敷眼周20分鐘後，透過腦波儀測量入睡時間和睡眠深度。實驗發現：熱敷眼部可以將入睡時間縮短至約一半（從12.9分鐘減少到6.8分鐘），從睡眠時的腦波也觀察到藉此能進入更深層的睡眠。

如果覺得用眼過度，不妨使用熱毛巾或蒸氣眼罩等，花幾分鐘時間來熱敷眼睛。你可以使用微波爐加熱毛巾、使用拋棄式蒸氣眼罩，也可以選擇能重複使用的微波加熱暖暖包，找個最適合自己的方式嘗試。

此外，也推薦你以「微痛但舒服」的力道輕輕按摩眼睛周圍的骨骼部位。

調整身體的方法

解說！

我們會將生氣的狀態稱為「頭腦血液沸騰」。當感到煩躁或煩惱時，腦海中的思緒會不停打轉而無法入睡，這時大腦的溫度也會處於較高的狀態。人在大腦和內臟深層體溫下降的狀態才能夠入睡，**如果頭腦血液沸騰、腦子一股熱，當然也就會睡不著。**

· · ·

此外，在睡前盯著電腦或手機螢幕看，會讓大腦溫度升高。除此之外，因壓力或焦慮而糾結思考時，也會變得無法入睡。大腦溫度升高，也可能是導致你無法停止思考的原因之一。

在這種時候，就直接冷卻一下頭部吧。這樣做就能降低深層體溫，讓你更容易入睡。

心浮氣躁睡不著、
感到心神不寧時，
直接冷卻大腦來進入放鬆模式

當需要冷卻頭部時，應該**冷卻位於耳朵以上、大腦所在的部分**。可以將保冷劑包在毛巾或手帕裡，放在額頭上。也可以使用冷凍後的濕毛巾來冰敷。

雖然退熱貼會讓人感覺涼爽舒適，但實際上對於降低體溫效果不大。之所以會感到涼爽，只是因為貼片上的水分蒸發時將熱氣帶走了。

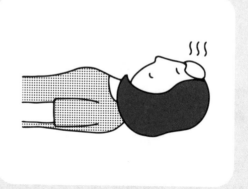

如果想有效降低體溫，使用保冷劑或冰敷會更好。

此外，如果冷卻到耳朵以下的部分，反而會讓人更清醒，還請多加留意。

調整身體的方法

放鬆頸部的5個穴道

解說！

如果摸看看那些睡不好、感到疲勞難以消除的人的脖子，會發現幾乎都非常僵硬。頸部的肌肉周圍有許多粗大的血管，一旦肌肉僵硬，腦部的血液循環也會惡化。這會使得副交感神經變得遲鈍，導致身體陷入緊繃僵硬的狀態，睡眠品質也會隨之急劇下降。

・・・

現代人往往長時間使用電腦和手機，時常彎腰駝背或低著頭工作，這無可避免地會對頸部造成負擔，頸部緊繃、僵硬也就在所難免。

如果能夠放鬆頸部，就能調整自律神經的平衡，提升白天的表現。此外，這也有助於解決失眠問題。我們在第110和111頁提到可以透過「暖和頸部」來放鬆，這裡則為你介紹能夠放鬆脖子的「穴道」。

失眠最大成因：頸部僵硬
放鬆頸部來引發睡意，
就能提升睡眠品質

便捷性
★★★☆☆

期望效果
ＺＺＺＺＺ

實踐！

首先，在按壓穴道之前，一定要先將頸部暖和起來。當血液溫度上升，末梢血管就會擴張，促進血液循環，使得頸部僵硬容易得到紓緩。

暖和頸部最簡單的方式就是洗澡，在洗完澡後按摩穴道會更加有效。頸部和頭部存在許多穴道，首先將介紹五個可以快速自我按壓且對改善睡眠效果顯著的精選穴道。

①百會穴

這個穴位是氣流聚集點，也被稱為「萬能穴位」。因為它能調整自律神經，所以不僅推薦在失眠時按壓，覺得壓力大時也非常適合。

位置：頭頂部中央，將兩耳連線與眼睛中間連線的交點。是個稍微凹陷，按壓時會感到「微痛但舒服」的地方（參考下一頁圖示）。

按壓方式：使用雙手的中指，以舒服的力度直接按壓，重複進行「按壓／放開」的動作10到15次。

也可以有節奏地輕輕敲打，同樣有助於緩解壓力和提高副交感神經的活性。

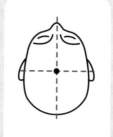

百會穴

調整身體的方法

119

②天柱穴

這是一個對眼睛疲勞特別有效的穴位。適合在長時間使用電腦工作、感到頭部沉重時按壓，也有助於改善頸椎過直。

位置：位於後腦杓頸根的髮際部分兩側外側，左右兩側最凹陷的地方。

按壓方式：使用雙手的拇指或食指，像是要抬起頭部那樣，以微痛但舒服的程度按壓5秒鐘。重複這個動作數次。

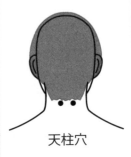

天柱穴

③風池穴

和天柱一樣，是個對眼睛疲勞有良好效果的穴位。按壓此穴位可以使刺激擴散至後腦杓，有醒目作用，並使頸部、肩膀、背部至腰部更容易放鬆。

位置：位於天柱穴稍微下方，左右兩側各偏外側約一根手指的位置。

按壓方式：與天柱穴相同，使用雙手的拇指或食指，像是要抬起頭部那樣，以微痛但舒服的程度按壓風池穴5秒鐘。重複這個動作數次。

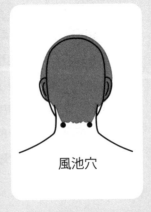

風池穴

④**完骨穴**

這個穴位能夠消除頭部到頸部的緊繃，並改善血液循環。由於能夠刺激與副交感神經直接相連的地方，因此也具有放鬆效果。

位置：位於耳朵後面那塊突出的骨頭的斜下方。

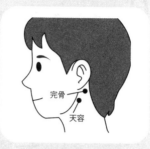

按壓方式：將雙手的拇指放在穴位上，其餘的手指夾住頭部。然後將頭部向後仰，利用頭部的重量，以按壓的方式刺激穴位數次。

⑤**天容穴**

與完骨穴一樣，這個穴位也能夠活化副交感神經。也非常推薦在落枕或偏頭痛發作的時候按壓。

位置：位於下巴根部下方，耳朵角落的正後方。

按壓方式：與完骨穴相同，將雙手的拇指放在穴位上，其餘的手指夾住頭部。然後將頭部向後仰，利用頭部的重量，以按壓的方式刺激穴位數次。

使用食指、中指和無名指的三根手指按摩完骨與天容之間的區域，也能有效地放鬆頭部到頸部的緊繃。

調整身體的三道「拱門」

解說！

我們身體的頸部、脊椎和腿後的膝窩處，應該要各自形成一個緩和的S形曲線。如果能好好建立這「三道拱門」，就能擁有一個靈活而不易疲勞的身體。

然而，這些曲線可能會因為駝背或頸椎過直而被破壞，導致肌肉累積疲勞和各種不良後果。疲勞積累導致的血液循環不良也會破壞自律神經的平衡。要提升睡眠品質，重點就在於找回身體應有的三道拱門。特別是長時間使用電腦或手機的人，頸部和脊椎的拱門容易跑掉。為了能夠睡得更好，我們應該重建這些拱門，恢復身體原有的正確姿勢。

- -

實踐！

接下來，我們將介紹一種使用毛巾的簡單方法。

如右側插圖所示，將一條毛巾放在頸部下方，一條捲起的浴巾放在骨盆下方，然後仰臥其上，躺個15至20分鐘。

為了打造好睡的身體，
讓「三道拱門」恢復
原本正確的姿勢吧

便捷性
★★★☆☆

期望效果
Z Z Z Z

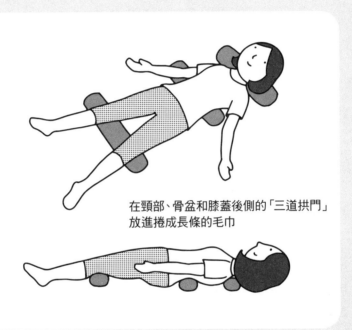

在頸部、骨盆和膝蓋後側的「三道拱門」
放進捲成長條的毛巾

調整身體的方法

　如果是膝蓋感到不適的人，也可以在膝窩下放一條毛巾。
毛巾的高度應調整到不會造成疼痛的程度。

　持續在睡前進行這個動作，可以改善頸椎過直和腰部歪斜，
不僅可以提升睡眠品質，還能夠減輕頸部僵硬、肩膀僵硬、
腰痛等問題。

123

No.41 透過刺激手部穴道 促使副交感神經占優勢

解說！ 在我們的全身存在許多穴位。其中，手上就散布著一些重要的穴位，好消息是它們也很容易按壓。這裡將為你介紹三個想睡個好覺時推薦按壓、可以調整自律神經的手部穴位。

實踐！

①外關穴

這個穴位除了能活化副交感神經，還有整腸的作用。按壓此穴位能夠促進廢物排出，對於消除水腫、腹瀉、便祕也有效果。

位置：將手掌向下，從手腕往上約三根手指的凹陷處。

按壓方法：用拇指按壓，按到感到痛而舒服的程度，重複幾次以刺激穴位。

②合谷穴

這是一個被稱為「萬能穴位」的位置。它不僅有助於紓緩肩頸僵硬，還能活化副交感神經，調整腸道狀況並促進廢物排出。當頭痛或頭暈時也很有效。

位置：在拇指和食指之間的凹陷處。

按壓方法：將欲刺激的那隻手手掌向下，用另一隻手的拇指按在

**透過隨時都能按壓
的手部穴道，
調整腸道狀態與自律神經平衡**

穴位上，並用食指夾住，像是夾住一樣按壓。應以微痛但舒
服的強度來揉捏。

③後溪穴

　　這個穴位能減輕頸肩僵硬。當因壓力感到煩躁時，按壓這裡
可以使副交感神經占優勢，讓心情平靜下來。

位置：將手掌向上，位於小指根部突出的骨頭正下方。從小
指的根部起約1.5公分處，在手相上被稱為「感情線」的部分
邊緣。

按壓方法：用另一隻手的拇指按在欲刺激的手的穴位上，從
下往上推壓，反覆揉捏幾次會更好。

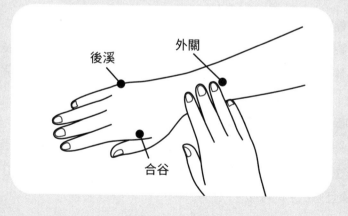

調整身體的方法

125

進行8種促進
深度睡眠的伸展運動

解說！

那些總是能保持活力和高效表現的人，共通點就在於「核心」。透過調整身體的軸心——軀幹（核心），就能調節自律神經並促進深度睡眠。

筆者與指導許多頂尖運動員的末武信宏醫生共同開發的**「細胞運動（CELL EXCISE）」**，能夠透過改善腸道環境和促進血液循環來調整身體核心。「CELL」就是細胞，因為品質良好的血液會流向每一個細胞，才取了這個名字。接下來將介紹細胞運動中對改善睡眠特別有效的**「深度睡眠伸展」**。但首先，讓我們來談談提升深度睡眠伸展效果的關鍵。

. . .

①能夠想像血液的流動

細胞運動的目標，在於透過促進血液循環，為每一個細胞提供品質良好的血液。想像血液從心臟流動到手指腳尖，可以增強效果，並提升睡眠品質。

②保持深而悠然的呼吸

一旦呼吸停止，血液就無法流向手腳等末梢部位。應避免過度專注於動作而忘了呼吸。要提升副交感神經的活性，重點就在於「深且悠然」的呼吸。

活化副交感神經，
切換到放鬆模式！
有醫學根據的細胞運動

便捷性
★★★☆☆

期望效果
ＺＺＺＺＺ

③所有動作從核心開始

　　細胞運動中的所有動作都應該從核心（軀幹）開始，隨後帶動手腳的動作。從核心開始動作可以有效地伸展全身，透過放鬆讓積滯的血液流動，並調整自律神經。

④固定手腳的末端

　　在細胞運動中，會透過交叉手腕或重疊腳的大拇指等動作來固定末端部位。這樣做可以在不對身體任何部位造成負擔的情況下，均勻地進行全身伸展，同時增加按摩效果，緩解全身疲勞。

⑤手腕以肩胛骨、腳腕以髖關節為支點移動

　　活動手臂時應從肩胛骨開始動作，活動腿部時則從髖關節開始動作，這樣可以更有效地協調全身。除了細胞運動以外，在日常生活中也應該意識到這種動作，這樣可以改善姿勢，並促進自律神經的平衡。

調整身體的方法

127

深度睡眠伸展①
搖擺骨盆

主要效果：矯正骨盆偏斜、緩解腰痛、穩定脊椎。

在放鬆狀態下輕輕搖擺骨盆，可以調整骨盆、脊椎和髖關節。放鬆關節周圍僵硬的肌肉，使得積滯的血液流動，就能進入放鬆模式。

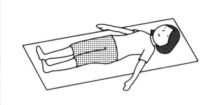

① 仰臥，放鬆腹部肌肉

在能夠放鬆的狀態下，手腳輕輕打開，仰臥躺下。以讓身體沉入地板的感覺放鬆腹部肌肉，確保腰部緊貼地面。雙手手掌向下，手腳完全放鬆。

② 輕輕搖擺骨盆

保持全身放鬆的狀態，僅將骨盆輕輕左右搖擺。標準是骨盆的一側稍微浮起，緩慢且有節奏地移動。如果用力過猛可能會感到不舒服，應保持在感覺舒適的程度，僅透過擺動骨盆的反作用力來搖擺。

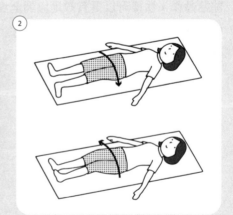

深度睡眠伸展②
雙膝傾倒

主要效果：緩解髖關節和核心深層的緊張，緩解腰痛，以及穩定骨盆。

　　配合呼吸，慢慢活動膝蓋和手臂的伸展運動。建議在睡前於床上進行此運動。這樣可以平息因壓力等原因而煩躁的心情，提升副交感神經的活性，獲得安眠效果。

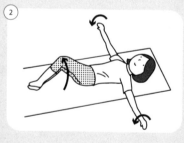

① 仰臥，彎曲膝蓋

仰臥時將膝蓋彎曲至90度，放鬆腹部，吸氣時將雙臂向兩側展開，手掌朝上。

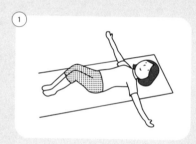

② 膝蓋向右側傾倒

慢慢吐氣，同時將雙膝慢慢向右側傾倒。在傾倒膝蓋的同時，也將雙手手掌慢慢向下朝地。保持腹部放鬆，確保肩膀和背部不要離開地面。

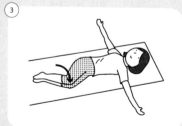

③ 膝蓋向左側傾倒

吸氣時將雙膝拉回起始位置，然後慢慢吐氣，將雙膝慢慢向左側傾倒，手掌朝上。吸氣時再次將雙膝拉回起始位置，重複步驟②和③的動作，慢慢進行兩次。

調整身體的方法

No.**45**

深度睡眠伸展③
放鬆背骨和肩胛骨

主要效果：提高肩胛骨的活動範圍、緩解肩膀僵硬、穩定脊椎。

改善容易積累疲勞的肩胛骨活動度，促進血液循環。在進行這項運動時，為了避免肘部撞擊地面導致疼痛，建議在床上進行。

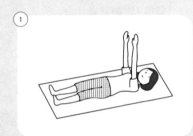

① 仰臥伸展雙臂

仰臥時，慢慢透過鼻子吸氣，同時將雙臂向前伸展，取「向前伸展」的姿態。此時，肩胛骨應該是完全打開的狀態。手臂應該伸展到完全伸直。

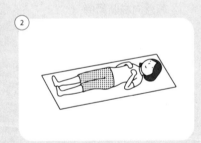

② 吐氣並快速放鬆臂部

透過嘴巴快速吐氣，同時快速放鬆手臂的力量。讓手掌隨重力向下落到胸前，像是自然落下的感覺。

※慢慢重複①②的動作5次。

深度睡眠伸展④
全身伸展和放鬆

主要效果：放鬆核心肌肉的緊張、全身自我按摩。

　　這是一種透過交替進行繃緊與放鬆，讓全身肌肉放鬆的伸展運動。這項運動能放鬆核心深處的肌肉，如橫隔膜、腹橫肌、多裂肌和骨盆底肌肉群，提升副交感神經活性，促進全身血液循環。

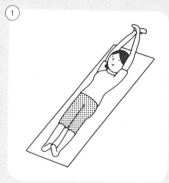

① 仰臥，交叉手腕並伸展全身

仰臥時，將雙臂伸至頭上方並確實交叉手腕。同時，讓腳的大拇指重疊。慢慢透過鼻子吸氣，從手指尖到腳尖，想像全身像一根棍棒般緊繃伸展。手腳末端的重疊與固定讓全身協調連動，均勻進行伸展。

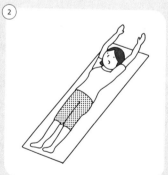

② 吐氣並快速放鬆

透過嘴巴快速吐氣，同時快速讓全身的力量釋放，放鬆身體。解開雙手和雙腳的交叉，想像伸展的橡皮筋突然收縮。

※慢慢重複①②的動作5次。

調整身體的方法

深度睡眠伸展⑤
轉動頸部

主要效果：緩解頸部和肩部僵硬、提高頸部活動範圍、改善緊張性頭痛。

這是一個工作之餘坐在椅子上就能完成的伸展運動。透過放鬆頸肩僵硬處來緩解緊張，促進血液循環。放鬆對睡眠至關重要的頸部，也能促進夜間的良好睡眠。

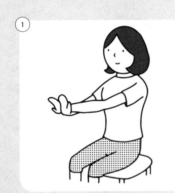

① 坐在椅子上，交叉手腕

坐在椅子上，背部挺直，胸部向前。保持這個姿態，伸展雙臂在身體前交叉手腕。確保肘部完全伸直。

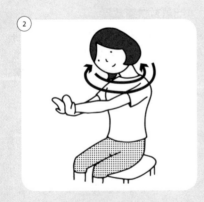

② 手腕交叉固定，慢慢旋轉頸部

手腕交叉固定的狀態下，慢慢地將頸部順時鐘方向旋轉3次。接著，逆時鐘方向旋轉3次。透過固定手腕，可以在不造成頸椎負擔的情況下，有效地伸展頸部周圍的肌肉。

深度睡眠伸展⑥
搖擺手腕

主要效果：緩解肩膀僵硬、提高手臂和肩關節的活動範圍、改善手腳冰冷。

這也是一個可以坐在椅子上完成的伸展運動，特別推薦給那些手腕和肩膀疲勞的人。它能讓手腕和肩部更容易活動，改善肩膀僵硬，提升血液循環。因為非常簡單，可以在工作或家務之餘、通勤的空檔時間進行。

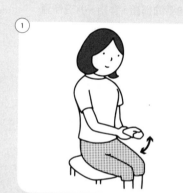

① 坐在椅子上，輕柔握住手腕

坐在椅子上，背部挺直，胸部向前。保持這個姿態，首先用右手輕柔地支撐左手腕，左手輕輕握拳，就像包裹著一個乒乓球一樣。

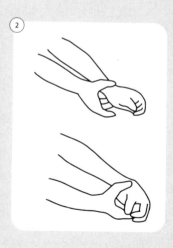

② 輕輕擺動手腕

放鬆手部、肘部和肩部的力量，然後讓手腕自由擺動30秒。接著，用左手輕柔地支撐右手腕，以同樣的方式擺動30秒。手腕不要握得太緊，保持輕柔固定，自然擺動。

調整身體的方法

133

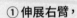

No.49 深度睡眠伸展⑦
伸展手臂

主要效果：緩解頸部和肩部僵硬、減少因壓力等原因引起的緊張、改善手腳冰冷。

　　這也是一個可以坐在椅子上進行的伸展運動。它能均勻放鬆前臂至肩胛骨的肌肉，提升血液循環，平靜交感神經並活化副交感神經。對於緩解壓力和穩定心理也很有效。

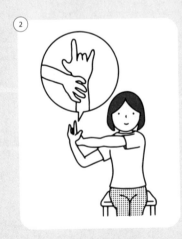

① 伸展右臂，
　 左手的拇指、食指、小指伸直

坐在椅子上，背部挺直，胸部向前。保持這個姿態，首先用右手從手背方向抓住左手腕，像是用小指和無名指夾住手腕一樣。左手僅伸直拇指、食指、小指。在這個狀態下，伸直右臂，然後將左肘向後拉，接著將左臂微微向後拉動10次。

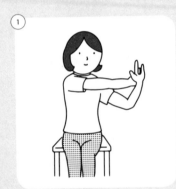

② 換手，伸展左臂，
　 右手的拇指、食指、小指伸直

換另一邊。用左手從手背方向抓住右手腕，右手僅伸直拇指、食指、小指。在這個狀態下，伸直左臂，然後將右肘向後拉，接著將右臂微微向後拉動10次。

深度睡眠伸展⑧
全身旋轉

主要效果：緩解全身的緊張。

這個伸展運動對於指尖到肩膀和肩胛骨周圍都有按摩效果。透過紓緩全身的緊繃來促進血液循環，調節自律神經的平衡，有助於舒適入睡。也推薦當作對抗經濟艙症候群（深度靜脈血栓）的預防措施。

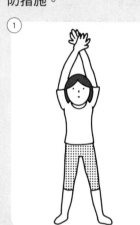

①用全身進行大幅度旋轉，同時進行握拳和張開手掌的動作

雙腳打開至與肩同寬，雙臂向上伸展。在這個過程中，手腕相互交叉。保持這個姿勢，一邊握拳和張開手掌，一邊用全身進行一個大圈的旋轉。

②換個方向進行大幅度旋轉

進行相同的動作，但方向相反。一邊握拳和張開手掌，一邊用全身進行一個大圈的旋轉。

調整身體的方法

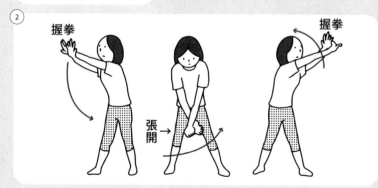

握拳　　張開→　　握拳

掌握正確的姿勢

解說！

首先，請用正確的站姿進行深呼吸。然後，在前傾和駝背的狀態下再次深呼吸。你可能會發現，在姿勢不正確的情況下，並無法充分進行呼吸。透過這種體驗，應該能讓你更容易想像。

如果持續處於姿勢不良的狀態，就會導致自律神經失調，無法獲得良好的睡眠。失眠的元兇之一就是肩頸僵硬，觸發這種狀況的因素正是姿勢不良。長時間駝背等姿勢不良會導致骨盆後傾，頸椎過直症狀惡化，一旦內臟受到壓迫、呼吸變淺，就會對自律神經產生不良影響。

・・・

在現代人的生活方式中，姿勢往往容易受到干擾。正如書中第122至123頁提到的「三道拱門」，正確的姿勢下頸椎和脊椎會呈S形曲線，好讓頭部的重量分散到頸椎和脊椎上，並由骶骨支撐。

為了能長期維持
良好睡眠與高效表現，
務必矯正姿勢、調整自律神經

便捷性
★ ★ ★ ☆ ☆

期望效果
Z Z Z Z Z

實踐！

站立時，**想像頭頂部被從上方吊起，將頭部置於身體重心正上方**。這樣做可以讓腳的五個腳趾充滿力量，像是抓住大地站立一樣。不需要想太多複雜的事，只需要先意識到這一點。

如果你還是覺得很難懂，請試著讓雙肩直接下垂，並想像使頸部變長。這樣做可以改善駝背，並使骨盆回到正確位置。

坐著時的基本原理也是一樣。改善姿勢的效果可能不會立即顯現，但只要持續實踐，就能確實整頓身體和自律神經，提升表現並改善睡眠品質。請務必掌握正確的姿勢。

調整身體的方法

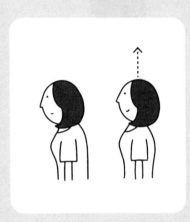

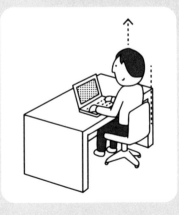

轉動肩膀
來讓體溫上升

解說！

體溫與睡眠之間有著密切的關係，降低體溫是獲得良好睡眠的關鍵之一。因此，只要在日間活動時讓體溫上升，就能改善睡眠品質。

轉動肩膀時，會使用到多種肌肉，如**斜方肌**和**菱形肌**等。此外，肩胛骨周圍的區域也富含能夠提升體溫的**褐色脂肪細胞**。只要積極活動肩部和背部的大肌肉群，就能有效讓體溫上升。

這個方法特別推薦給坐辦公室工作，肩膀容易僵硬的人。如果在白天能夠有效提升體溫，到了晚上體溫自然下降時，就能夠享受到深度的睡眠。

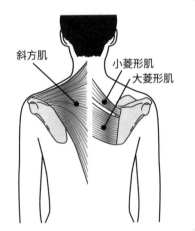

斜方肌

小菱形肌
大菱形肌

除了可以改善肩頸僵硬，
活動大肌肉也能讓體溫上升、
打造好睡的身體！

便捷性
★★★★☆

期望效果
ZZZZZ

不論是坐在椅子上還是站立，兩種姿勢都可以。保持正確的姿勢，面朝正前方。如圖所示，輕輕地將指尖放在肩膀上慢慢轉動，每圈至少花費5秒鐘，

前轉6次、後轉6次為宜。想像自己是以手臂為支點動作，從身體側面看時，應該能畫出一個大圓圈。

關鍵是要**意識到手臂的根部**。如果只是活動肩膀到手臂的範圍，可能會導致本應活動的肩胛骨或周圍的關節變得僵硬，進而導致肌肉緊張。手臂的支點不是肩膀，而是鎖骨和肩胛骨。有意識地從此處進行運動，就能做到大範圍的轉動。

調整身體的方法

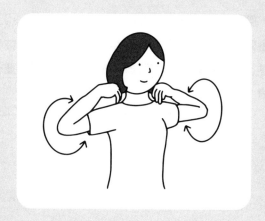

139

放鬆頭部
以減輕腦部疲勞

解說！

頭皮按摩店因為能夠放鬆頭部，引領人進入舒適的睡眠而受到歡迎。頭顱是由數塊骨頭重疊而成，當因壓力等原因腦部疲勞累積時，會導致腦內血液循環和脊髓液流動惡化、老廢物質堆積，導致頭皮變硬，自律神經也容易紊亂。

頭皮上布滿淋巴管，透過按摩給予適度刺激就能促進血液循環。此外，頭皮與頸部及周圍肌肉相連，放鬆頭皮也有助於改善頭痛和肩膀僵硬。

· · ·

首先，應該檢查自己的頭皮狀態。將手掌張開，用五指觸碰頭皮，以畫圓的方式移動，如果移動時很卡且缺乏彈性，可能就是頭皮變硬且血液循環不良的跡象。應該對整個頭部進行按摩，以放鬆頭皮。

放鬆因腦疲勞、壓力而僵硬的頭部和頭皮，切換到放鬆模式，就能獲得高品質睡眠

實踐！

放鬆頭部最簡單的方式就是洗頭。洗頭時可以用挪動頭皮的感覺，使用指腹來幫助整個頭部放鬆。

但有一點需要留意：洗髮精或護髮用品並非專為頭皮護理設計。如果想要達到更好的效果，理想方式是在洗完澡後使用頭皮專用護理油來進行按摩。

此外，也推薦你使用零碎時間進行按摩。可以參照書中第119至121頁介紹的「放鬆頸部的五個穴道」，使用指腹，或是用雙手手掌根部夾住頭部進行放鬆。

當需要深入刺激時，可以使用握拳的關節部分來進行更加有力的按摩。不過按摩的力度應該控制在微痛但又舒服的程度，並且注意不要過度進行。頭皮按摩如果持續時間過長，可能會對頭皮造成負擔，關鍵是要在短時間內頻繁地進行。

透過放鬆頭部，可以改善血液循環，心情也會變得更加清爽和積極。這將能提升夜間的睡眠品質。

調整身體的方法

轉動腳踝
以促進全身血液循環

解說！ 　　腳是人類身體的基礎，也是心臟最遠的血液回流點。透過旋轉和放鬆腳踝，可以改善全身的血液循環，使自律神經得到調整，向好睡體質更進一步。

. . .

　　人類的骨骼總共有206塊。腳部從踝關節以下有28塊骨頭，左右兩腳加起來共有56塊。也就是說，人類的骨骼大約有1/4位於腳部。由此可見腳部以下的部分有多麼重要。其

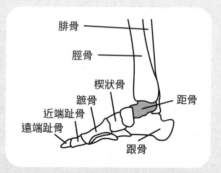

腓骨
脛骨
楔狀骨
蹠骨
距骨
近端趾骨
遠端趾骨
跟骨

中，「距骨」是腳部中唯一一塊不與肌肉相連的骨頭，位於接觸地面的「腳」與踝關節以上的「腿」之間。它像是一個讓腳踝動作平滑的軸承，並會在腳部移動時成為承受全身重量的支點。因此，**以距骨為中心旋轉腳踝**，可以有效地放鬆到足部末端，促進全身血液循環並改善姿勢。

轉轉腳踝，促進血液循環！
打造能正常開關機、
循環良好的身體

實踐！

　　這項活動可以在一天中的任何時候進行，但在入浴後身體變暖的狀態下進行效果最佳。

①把右腳放在左大腿上，用右手的拇指和食指夾住距骨，抓住它。

②用左手的指頭深深插入右腳的腳趾間，慢慢地大幅度旋轉腳踝。每圈旋轉超過10秒，先慢慢向右旋轉。接著，也慢慢地向左旋轉，每個方向旋轉3圈為宜。反方向的腳也以相同的方式進行。

只要把這個動作當作每天的習慣，就能促進血液循環，打造好睡體質。

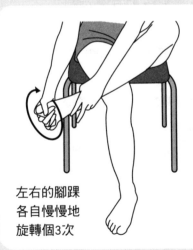

左右的腳踝
各自慢慢地
旋轉個3次

調整身體的方法

143

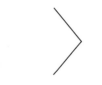

No.55　揉搓指甲以調整自律神經

解說！

　　在第124頁中，我們介紹了幾個手上的穴位，但實際上手部還有很多重要的穴位。

　　其中，位於手指甲生長邊緣的**「井穴」**是神經纖維集中的地方，據說具有調節自律神經平衡的作用。

. . .

　　在東方醫學中，存在一種名為「自律神經免疫療法」（井穴刺絡療法）的方法，是透過在井穴穴位扎針放血，來治療與自律神經相關的疾病。

　　代替針刺的**「指甲按摩」**，則任何人都可以輕易做到。井穴的指甲按摩能夠促進身體末梢的血液循環，在寒冷的季節溫暖末梢部位，幫助人體獲得深度睡眠。

井穴

改善身體末梢的血液循環，
以消除寒冷、調節自律神經，
打造能深度睡眠的身體

便捷性
★★★★☆

期望效果
Z Z Z Z Z

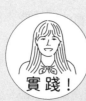
實踐！

從指甲邊緣約2毫米處下方即是是井穴的穴位。用手的拇指和食指夾住想要刺激的手指，用力按壓約10到20秒。刺激的強度要達微痛但舒服的程度。基本上所有的手指都適用，但唯獨無名指會刺激到交感神經，所以在睡前要避免刺激無名指。順帶一提，如果想達到提神效果，刺激無名指會很有效。

持續這樣刺激的話，你會發現血液循環變好，連手肘周圍都變得暖和起來。如果可以的話，建議重複進行到真的覺得變暖為止。

在閒暇時間，每天進行2到3次這樣的操作可以改善血液循環。

調整身體的方法

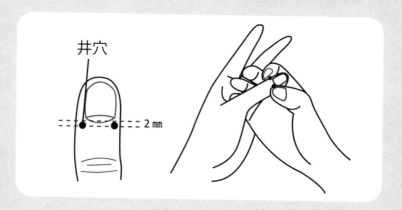

井穴

2 mm

145

睡前使用瑜珈柱
放鬆身體

解說！

你是否看過常見於健身房、約1公尺長的圓柱形棒狀物「瑜珈柱」？躺在瑜珈柱上可以調整身體平衡，有效放鬆頸部、肩胛骨、脊椎、髖關節等部位，是一項方便的工具。除了頂尖運動員經常使用，部分企業也將其作為內部健康管理的一環，用於紓緩腰痛等。

・・・

人呼吸時上下移動的橫膈膜是附著於脊椎。如果脊椎處於僵硬狀態，橫膈膜移動困難，就會導致呼吸變淺，副交感神經難以發揮作用。因此，在睡前使用瑜珈柱放鬆脊椎，可以讓呼吸自然加深，達到愉悅的放鬆效果。

放鬆頸部、肩膀、背部，讓身體能沉入被窩中安睡的最強工具

便捷性
★★★★☆

期望效果
ＺＺＺＺＺ

實踐！

　　市面上的瑜珈柱產品多以聚氨酯製成，但如果手邊沒有，也可以用捲起來的浴巾等物品來代替。將毛毯、浴巾、瑜伽墊等捲成直徑約15公分、長度約80至100公分（從臀部到頭部的長度）的柱狀。將臀部放在柱狀物的一端，然後讓背脊到頭部躺在柱狀物上面，仰臥下來。

　　手掌放在地面上，在感覺舒適的狀態下慢慢上下移動。此時肩膀會自然下沉，能夠順暢進行深呼吸。

　　這樣做感覺非常舒服，可能會不自覺地睡著，但**躺在柱狀物上的時間應控制在15分鐘以內**。將這個動作當作洗完澡後的日常活動，可以促使橫膈膜擴張，有助於深呼吸，幫助你舒適入睡。

調整身體的方法

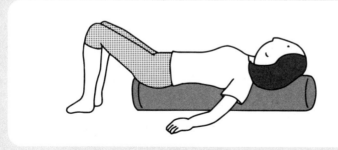

沖洗鼻子
以消除鼻塞

解說！

　　當感冒或花粉症導致鼻塞時，人們會感到難以入睡。鼻塞可說是影響良好睡眠的一大敵人。值得一提的是，即使是平時不覺得自己有鼻塞的人，也可能存在夜間鼻塞的**「隱性鼻塞」**。

　　這是因為，在白天交感神經處於優勢時，鼻黏膜會收縮，但到了夜間副交感神經占優勢時，鼻黏膜則有腫脹的傾向。因此，即使不自覺有鼻塞，也可能在夜間鼻塞，進而降低睡眠品質。

· · · ·

　　如果你有以下狀況，就可能有隱性鼻塞：

■ 睡覺時嘴巴會張開
■ 早上醒來時感到口乾舌燥
■ 容易喉嚨痛
■ 會打呼

　　或許有人會覺得「就算鼻子塞住，還是可以用嘴巴呼吸」。然而，「呼吸應從鼻子進行」是基本原則。

　　鼻子具有過濾功能，可以去除灰塵、細菌等有害物質，防止異物進入體內。

消除妨礙熟睡、影響日間表現的鼻塞問題，就能提升睡眠品質

便捷性
★★★★☆

期望效果
Z Z Z Z Z

口呼吸會導致各種異物從口腔進入體內，容易引起感冒，導致免疫力下降。另外，也有指出口呼吸有可能導致打呼，或是因冷空氣冷卻肺部，而降低睡眠品質。

實踐！

沖洗鼻子可以清洗掉花粉、病毒、細菌、家居塵埃等異物以及積聚的鼻涕，讓鼻子通暢，自然而然地恢復鼻呼吸，同時保持鼻黏膜濕潤、預防鼻腔內乾燥，對抗感冒等病毒也很有效。

在藥妝店或網路上可以買到專門的洗鼻器。使用生理鹽水（濃度0.9%）沖洗鼻子，可以減少刺激感。雖然剛開始可能會有些不習慣，但洗完之後就會感到非常清爽。只要鼻子暢通，將有助於舒適入睡。

調整身體的方法

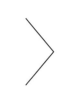

No.58 透過「長壽呼吸法」調整自律神經和腸道環境

解說！

　　擁有良好的自律神經和腸道環境，是長壽者共通的特點。筆者開發的**「長壽呼吸法」**，是一種透過按摩橫膈膜來改善腸道環境的呼吸法。如果自律神經和腸道環境都維持在良好狀態，全身就能充分獲得高品質的血液供應，睡眠品質也會提升，能夠睡得更好。

. . .

「長壽呼吸法」的好處如下：

① 能夠調整自律神經的平衡

　　進行呼吸時，橫膈膜會移動。由於橫膈膜也是由自律神經控制，透過「長壽呼吸法」積極促進橫膈膜活動，可以調整自律神經的平衡。

② 能夠改善腸道環境

　　將自律神經調整到良好狀態後，腸道環境也會隨之改善。此外，「長壽呼吸法」還包括腸道按摩，從體內外兩個方面提升腸道功能。

③ 能夠提升免疫力

　　全身的免疫細胞有七成是聚集在腸道中。透過「長壽呼吸法」改善腸道環境，有助於提升免疫力。

調整自律神經和腸道以擊退不適！
透過簡單的呼吸法
提升睡眠品質

便捷性
★★★★★

期望效果
ZZZZZ

④能夠促進血液循環

自律神經貫穿全身的微血管。當自律神經失調時，血液循環就會變差，使細胞陷入缺氧狀態。「長壽呼吸法」能調整自律神經，改善全身的血液循環，確保血液充分到達細胞的每一個角落。

「長壽呼吸法」能夠按摩橫隔膜。當人呼吸吸氣時，位於肋骨下方的橫隔膜會下降。這時，橫隔膜上方的空間會變大，肺部膨脹。

呼吸吐氣有兩種模式。當無意識地吐氣時，肺部收縮，下降的橫隔膜僅僅是回到原位；如果有意識地強力吐氣，則可以大幅度地移動橫隔膜。橫隔膜是一塊肌肉，也是所有**呼吸肌**中最大的一塊。

當交感神經處於優勢時，我們的呼吸會變得較淺，這時橫隔膜就不太會活動。透過有意識地深呼吸，可以移動橫隔膜，從而增強副交感神經的活性，使身體進入放鬆模式，更容易入睡。

調整身體的方法

151

| 圖解 | 長壽呼吸法 |

實踐！

　建議每天進行約1分鐘的「長壽呼吸法」，可以在任何你喜歡的時間進行。進行時最好可以想像自己的全身被氧氣和血液循環滋養，效果會更佳。

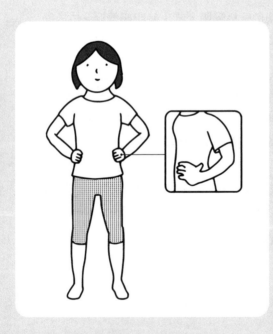

①雙腳打開與肩同寬，放鬆肩膀，直立站好。雙手放在腹部旁邊，抓住肋骨下方。想像著要刺激腸道，用雙手牢牢抓住。

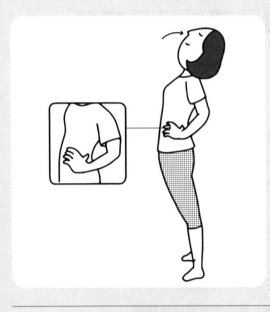

②在背部自然彎曲的範圍內稍微後仰，慢慢地用鼻子吸氣，過程需時3秒。吸氣時，放鬆正刺激腸道的雙手。

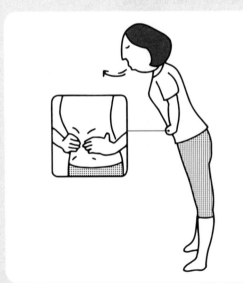

③身體向前傾斜，慢慢地用嘴巴吐氣，這個過程需要6秒。在吐氣的同時，用雙手緊緊抓住脇腹的肉，想像將其拉向肚臍，以此方式刺激腸道。

輕拍臉部以紓緩疲勞

解說！

「輕拍按摩」是一種用手指的指腹部分，以舒適的力度在皮膚上輕彈的按摩方式。人的臉上有許多穴位，只要透過適當的力度刺激，就能促進血液循環。

此外，輕拍按摩還具有療癒效果，據說也用於治療伊拉克歸國士兵的創傷後壓力症候群（PTSD）。眾所皆知，美國前總統歐巴馬在演講前也會進行輕拍按摩，以緩解緊張。

輕拍按摩簡單易行，且具有高度放鬆效果，只要在睡前施行，就能洗去一天的疲憊，幫助你獲得深度睡眠。

實踐！

坐在椅子上，保持正確的姿勢進行。輕拍按摩時，使用食指、中指、無名指這三根手指。輕拍的強度應為指腹輕輕觸碰到皮膚的程度。如果拍打力度過強，可能會刺激到交感神經，反而適得其反。

**藉由「輕拍按摩」臉部
讓失眠的壓力隨波而去，
讓自己安然入睡**

便捷性
★★★★★

期望效果
Z Z Z Z Z

〈輕拍按摩的順序〉

①從側頭部到前額

　　從側頭部開始，向前額方向，使用雙手的食指、中指、無名指輕輕敲打。

②全臉輕拍

　　依序從眉心→眉毛下方→眼睛周圍→鼻子下方→下巴，整個過程大約30秒為宜。

　　按摩的位置不需過於嚴格，重點是找到自己感到舒適的地方進行輕拍。這不僅能紓緩臉部、肩膀和眼睛的緊繃感，也有助於緩解心理不適。因此也很推薦在睡前養成習慣進行。拍完之後，你將會感到臉部變得清爽。

調整身體的方法

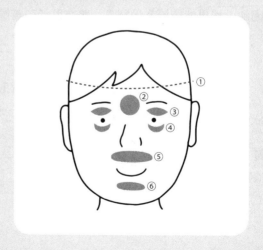

恰當地翻身

解說！

　　雖然這會因人而異，但一般人在睡眠時大概會進行約20次左右的翻身。而翻身在睡眠中具有以下兩種效果：

①幫被子中的空氣換氣（調整溫度和濕度）
②分散身體負擔（預防因長時間壓迫相同部位而引起的僵硬）

・・・

　　如果完全不翻身，可能會導致醒來時身體僵硬，感到疲勞無法消除。反之，如果翻身過於頻繁，則可能給身體帶來負擔，影響睡眠品質。

　　因此，如果能夠恰當地翻身，將有助於改善睡眠品質。

- -

實踐！

　　為了能夠恰當地翻身，建議採取以下兩種方法：
①選擇適合自己的寢具
　　過重的被子會使翻身變得困難。此外，如果枕頭或床墊不適合，也會妨礙翻身。

「翻身」對良好的睡眠來說不可或缺，能讓你一覺到天亮

便捷性
★★☆☆☆

期望效果
Z Z Z Z Z

選擇寢具時，應確認是否易於翻身。後續在本書的第230頁起也會介紹選擇寢具的相關建議。此外，為了能夠順利翻身，建議採取以下措施：

②打造容易翻身的身體

如果肌肉僵硬或緊繃，將難以順利翻身。在本書的第128～135頁中，我們介紹了「深度伸展」來放鬆肌肉。進行這些伸展運動，可以幫助身體放鬆，讓你更容易翻身。

此外，如果肌肉力量不足，也會使翻身變得困難。在這種情況下，加強臀部肌肉可以讓翻身變得更容易，可以透過深蹲或仰臥起坐等運動來有效鍛鍊臀部肌肉。

如果醒來時會感到腰痛，也可能是因為沒有順利翻身。患有腰痛的人往往翻身次數較少，這代表只要能順利翻身，就可以幫助減輕腰痛。

重新選擇合適的寢具，妥善應用深度伸展運動，為自己打造出「翻身高手」的睡眠體質吧。

調整身體的方法

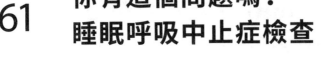

你有這個問題嗎？
睡眠呼吸中止症檢查

解說！

如果你很容易入睡，且睡眠時間達到7至8小時，但在白天仍感到異常睏倦或休息不足，建議檢查以下項目：

· 睡眠時是否打呼聲音大
· 睡眠時是否出現呼吸暫停或呼吸困難
· 夜間是否醒來上廁所超過兩次
· 早上醒來時是否頭痛、感到疲勞或口乾
· 早上醒來時是否感覺沒有睡飽
· 白天是否有難以忍受的睏倦感
· 是否感覺記憶力或專注力下降

　　如果你符合以上任何一項，就可能患有「睡眠呼吸中止症(SAS)」。不過，由於患者本人往往無法察覺自己打呼或呼吸暫停的情況，因此可以詢問同住家人或是一同旅行的室友。現在也有一些免費的應用程式可以檢測打呼情況，不失為一個好方法。

· · ·

　　睡眠呼吸中止症發生的原因是上呼吸道（從鼻到聲帶的空氣通道）因某種原因發生塌陷。尤其是當仰睡時，大多數患者會因舌根或

**明明已經好好睡了一覺，
白天還是想睡、無精打采⋯⋯
有這樣狀況的人請檢查！**

軟顎等部位後傾，導致氣道塌陷變窄而無法呼吸。

肥胖導致喉嚨周圍脂肪堆積，或喉部周圍肌肉隨著年齡增長而鬆弛，都是導致此症狀的常見原因，此外，下巴較小等遺傳因素也被認為是原因之一。

睡眠呼吸中止症若不加以處理，可能會對健康構成嚴重威脅。在需要休息的時候，氣道被阻塞導致腦部缺氧，將會對身體造成極大負擔。與正常人相比，患有睡眠呼吸中止症的人，其罹患糖尿病的風險增加1.5倍，高血壓的風險增加2倍，心臟病的風險增加3倍，腦血管疾病的風險增加4倍。

因此，如果你有上述症狀，強烈建議至醫療機構進行檢查。睡眠專科醫師會透過睡眠多項生理功能檢查詳細診斷，以腦波圖、心電圖、肌電圖等進行數據監測。但由於檢查較為複雜，實際上大多數睡眠呼吸中止症患者都不會前往醫院就診。如果你擔心自己可能患有此症，可以考慮進一步閱讀本書後續提到的預防及改善措施。

調整身體的方法

No.62 了解狀況 並進行適當治療

解說！

在日本，估計有300萬至500萬人可能患有睡眠呼吸中止症，但實際接受治療的人數僅約40萬至50萬人。這意味著超過九成的潛在患者可能忽視了自己的病狀。睡眠呼吸中止症不僅會降低睡眠品質，導致日間表現下降，還可能增加罹患各種疾病的風險。如果你對此感到不安，建議前往醫療機構接受檢查。可診察睡眠呼吸中止症的科別包括胸腔內科、耳鼻喉科、神經內科、牙科等，近年來也增設了許多睡眠門診。

・・・

若懷疑自己可能患有睡眠呼吸中止症，可以前往專業機構住院檢查。同時，也有愈來愈多人接受居家檢測。這種檢查被稱為**「簡易檢測」**，透過在手指或鼻下安裝感測器來測量呼吸和血氧濃度等，以評估睡眠時的呼吸情況。

如果簡易檢測結果顯示睡眠呼吸中止症的可能性很高，則需要進行更為精確的確診檢查，即**「整夜睡眠多項生理功能檢查」**。

這項檢測會連續測量血氧濃度、肌電圖、腦波圖、心電圖、打呼聲及睡眠時姿勢等數據，需要留宿進行。

到專業醫療機構
進行確實檢查和適當治療，
儘早做出對策！

便捷性
★☆☆☆☆

期望效果
Z Z Z Z Z

實踐！

睡眠呼吸中止症的治療方法，包括但不限於以下幾種：

·CPAP 療法

持續性陽壓呼吸器（CPAP，Continuous Positive Airway Pressure）是一種透過鼻罩對氣道施加正壓的醫療裝置。它會在睡眠時將空氣注入呼吸道來防止呼吸暫停，確保氣道通暢。這是最普遍的治療方法。

·口腔矯正器

當睡眠呼吸中止症主要由打呼引起時使用。對於因肥胖導致舌頭下垂、下巴較小或下巴後退的人來說特別有效。雖然市面上有售，但如果大小不合，可能會引起不適，反而影響睡眠。因此，建議諮詢經驗豐富的牙科或口腔外科醫生，製作專屬於自己的口腔矯正器。

除了上述方法，還有外科手術和雷射治療等選項。這些治療方法根據病因和類型的不同而有所差異。建議向專業醫師尋求進一步諮詢，選擇最適合自己的治療方案。

調整身體的方法

161

睡眠呼吸中止症對策②
改變睡姿，進行減重

解說！

在不需前往醫院的情況下，也有一些對策可以幫助你應對睡眠呼吸中止症。當然，這些方法可能對某些人有效，對另一些人則可能無效，但嘗試看看也不會有損失。

・・・

●改變睡眠姿勢

許多打呼的人傾向仰睡，這種姿勢容易使舌根下降，阻塞氣道。如果你有這樣的情況，試著改成側睡。這樣可以防止舌根下降，有助於減輕或改善打呼。此外，更換枕頭有時也對減輕打呼有幫助。

●進行減重

雖然不是所有人都適用，但據說大約7至8成的睡眠呼吸中止症患者有肥胖傾向。減少體重可以減少喉嚨周圍的脂肪，使氣道更容易維持順暢。只要變得更好呼吸，自然能提升睡眠品質，並形成良性循環，使得減重更加容易。

花心思改變睡覺姿勢，
如側睡，或減少包圍喉嚨的脂肪
以保持氣管暢通

便捷性
★★★☆☆

期望效果
Z Z Z Z Z

實踐！

相較於仰睡，側睡可能會導致身體壓力分布不均，引起不適感。不妨考慮**使用市售抱枕等來輔助**側睡。市面上也有許多**專為側睡設計的枕頭**。

除了枕頭之外，還有一些產品旨在改善側睡體驗，比如能夠感應打呼聲並促使使用者側睡的腰帶或床。這些創新產品的開發，也是奠基於側睡能有效減輕打呼的事實。

選擇枕頭時也需注意，過高的枕頭可能會導致下巴下沉，進而阻塞氣道。敬請參考本書第230頁介紹的枕頭挑選建議，選擇一個適合自己身體的枕頭。

飲食和運動是減重的基本之道，睡眠的品質也是極其重要的因素。良好的睡眠能夠提升新陳代謝，調整荷爾蒙平衡，讓人更容易控制食欲。除了均衡飲食和規律運動，只要依本書介紹的好睡實踐法改善睡眠品質，也能幫助體重恢復正常。

調整身體的方法

解說！

如前頁所述，口呼吸會導致舌根下垂，阻塞呼吸道，導致睡眠呼吸中止症。不自覺地改用口呼吸的人可以**在嘴唇貼上呼吸矯正貼，強迫自己恢復鼻呼吸狀態**，這也是一種改善打呼的方法。

・・・

人體的鼻腔和副鼻腔中會產生「一氧化氮」。透過鼻子呼吸時，吸入的空氣也會將一氧化氮送入肺部。一氧化氮能夠增加血液攜氧量。換句話說，與口呼吸相比，鼻呼吸可以更有效地將氧氣帶入體內。

此外，一氧化氮還具有擴張血管的作用，有助於促進全身血液循環。以鼻呼吸狀態入睡，可能會顯著提高睡眠品質。

另外，已知一氧化氮具有抗病毒和抗菌作用。它能清除入侵人體的病原體，因此對提升免疫力也很有幫助。可以說，鼻呼吸對健康大有好處。

這個事實在醫學界廣為知曉，瑞典卡羅琳學院的喬恩・朗伯格（Jon Lundberg）教授等人的研究已經證實了這一點。

使用睡眠矯正貼實現鼻呼吸！防止打呼，提升睡眠品質

實踐！

呼吸矯正貼的使用方法很簡單，只需將將它垂直貼在嘴唇中央，然後就可以去睡覺了。這不是要你將整個嘴唇用膠帶黏起來，重點在於確保嘴唇左右兩端開放，以便空氣進出。

你也可以使用OK繃、透氣膠帶或自黏繃帶等代用品取代呼吸矯正貼，但如果並非專為黏貼於口部而設計的產品，可能會引起皮膚過敏。如果試貼後感到不適，應立即停止使用。

此外，還有一點需要注意：如前面「沖洗鼻子」一節提到，如果有「隱性鼻塞」的問題，使用睡眠矯正貼可能會導致無法呼吸。如果是因為鼻子問題導致口呼吸，則需要先向耳鼻喉科醫師諮詢。

此方法對於打呼或輕度睡眠呼吸中止症的人是有效的，但據說對於中等程度以上的病患效果不佳，不妨嘗試與其他方法並行。

調整身體的方法

睡眠呼吸中止症對策④
鍛鍊喉嚨

解說！ 舌頭或稱為腭扁桃的部位較大，以及腭帷較長，也可能是導致睡眠呼吸中止症的原因之一。這會導致呼吸道變窄，可能在睡眠中導致呼吸次數減少或停止。

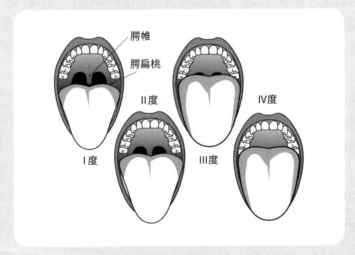

腭帷
腭扁桃
II度
IV度
I度
III度

出處：末松義弘《這樣的睡眠會縮短壽命（暫譯）》（幻冬社，2019）。

　要確定原因是否出在這裡，首先就要檢查自己的喉嚨狀況。在不發聲的情況下，大張口並讓舌頭完全突出時，你能看到多少咽喉部位？報告指出，如果是III度或IV度的情況，可能導致呼吸道難以保持通暢，增加罹患睡眠呼吸中止症的風險。

鍛鍊喉部周圍的肌肉，
以確保氣管暢通、防止打呼，
預防睡眠呼吸中止症

便捷性
★★★☆☆

期望效果
Z Z Z Z Z

預防對策之一，就是透過鍛鍊口腔和喉嚨周圍的肌肉，增強舌頭的支撐，以確保空氣通道的通暢。這對於維持睡眠時的氣道暢通尤其有效。

- -

有許多鍛鍊喉嚨和口腔周圍肌肉的方法，但在這裡我們介紹內科醫生今井一彰提倡的「ㄚ-ㄧ-ㄨ-ㄅㄟ體操」。

①「ㄚ-（a）」大張口，直到看到喉嚨深處。

②「ㄧ-（i）」露出前齒，張開嘴巴至頸部肌肉突出為止。

③「ㄨ-（u）」嘴唇尖起，向前伸出。

④「ㄅㄟ-（be）」舌頭伸出並拉長至舌根。

上述①～④的動作為一組，建議每天可做個30組。透過每天持續閉嘴、伸舌的運動，可以使氣道保持寬闊。

調整身體的方法

167

調整心理的方法

一旦壓力使大腦興奮，睡眠品質就會下降

很多人可能有過這樣的經驗：即使身體已經感到很累，卻因為腦海中盤旋不去的惱人事情而難以入睡，或是因煩躁而整個人清醒過來。在第13頁，我們提到了破壞自律神經平衡的最大因素是壓力。壓力不僅會降低副交感神經的活性，也是睡眠的最大敵人。

而且，阻礙睡眠的不僅僅是負面壓力。你我小時候可能曾在期待的遠足前一天興奮到睡不著，當遭受壓力或大腦處於興奮狀態時，交感神經會過度活躍，進而抑制副交感神經的作用，使人難以入睡。即使入睡，睡眠品質也會變差。

睡眠能發揮各式各樣的作用，消除壓力也是其中之一。例如「雖然發生了不愉快的事，但睡一覺醒來後就忘了」，這正是睡眠力量的效果。

睡眠時間平均低於5小時，罹患心理疾病風險大增

睡眠不足會使得大腦中稱為杏仁核的部位活動增加。乍聽之下，腦部活動變得活躍似乎是好事，但杏仁核是主掌情緒的部位，這可能會讓你因為一點雞毛蒜皮的小事就感到煩躁，或是動不動就沮喪想哭，失去心靈上的餘裕。

在企業等單位實施的「壓力檢查」顯示，如果一個月的加班時間超過100小時，就必須特別注意。此外，考慮到通勤時間等因素，平均睡眠時間若少於5小時，將會增加罹患憂鬱症或適應障礙等心理疾病的風險。

憂鬱症患者中，有9成以上的人有失眠症狀前兆，4成的人有失眠問題。思覺失調症或精神官能症患者也常主訴失眠問題。此外，被診斷出注意力不足過動症（ADHD）的中，也有許多人有睡眠障礙，改善睡眠狀況有時能夠使症狀獲得改善。

斷開壓力→失眠→壓力的惡性循環

尤其是近年來，受到新冠疫情等因素影響，社會充斥不安的氛圍。有愈來愈多人因失眠導致日常生活壓力加劇，陷入更加難以入睡的「失眠惡性循環」。提升整體社會的睡眠力，勢在必行。

雖然這似乎成了「先有雞還是先有蛋」的問題，但首先就透過獲取良好的睡眠來斷開這個惡性循環吧。。

＊　＊

然而，在日常生活中，壓力總是不可避免。人際關係的糾纏也好、工作壓力也罷，不管是再怎麼幸運的人，只要活在世上，就不可能完全沒有壓力。再者，適度的壓力確實能促使人成長。

「壓力＝壞事」並非絕對，了解如何與壓力和平共處、培養抗壓性，能讓人對於未來可能面臨的各種情況，做出適當的應對。

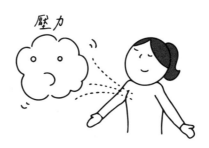

壓力

決定好睡前的例行程序

解說！

在一天24小時之中，無意識的行動占了我們活動的8成甚至9成。

美國心理學家兼哲學家威廉・詹姆斯（William James）曾說：「我們的一生，不過是無數習慣的總和。」若能養成良好的睡眠習慣，便能夠每天舒適入睡，並在日間有活躍的表現。

「巴夫洛夫的狗」是個眾所周知的實驗：每次餵狗前都先搖鈴鐺，持續一陣子後，光只要搖鈴鐺，狗就會流下口水。這是由俄羅斯生理學家伊萬・巴夫洛夫發現的生理現象。我們一看到酸梅、檸檬等有酸味的食物就會分泌唾液，也是基於過去的經驗。留下無數記錄的棒球選手鈴木一朗，也以對例行程序（習慣性的程序或動作）的重視為人所知。他每次進入打擊區都會做出相同姿勢：豎起球棒並捲起袖子。就連他每天早上都吃咖哩也一度蔚為話題。

・・・

睡眠與心理之間有著相當密切的連結。**決定睡前的例行程序，調整心理與身體狀態以準備就寢，是獲得良好睡眠的有效方法。**只要讓心理與身體認知到「進行這個程序就是要睡覺了」，就能夠

讓記住
「做這件事就是要睡覺了」！
簡單又有效的方法

更順利地入睡。

以下是推薦的睡前例行程序，可以幫助你順利開啟熟睡模式。

以下每項動作都詳細介紹了做法，不妨當作建立新例行程序的參考：

①儘量在睡前3小時飲食完畢。如果晚餐吃得比較晚，就選擇好消化的食物。
②放一缸溫水慢慢泡澡約15分鐘，讓身體從核心溫暖起來。
③寫下讓你感到有壓力的事情，以及當天想要感謝的事物。
④先準備好隔天要穿的衣服。
⑤實施正念冥想、呼吸法、肌肉放鬆法、伸展運動、細胞運動等。

調整心理的方法

你是否有在被窩裡滑手機、看電視、看書或吃吃喝喝的習慣？在睡不著的時候，你是否會一直無目的地躺在被窩裡？

解說！

睡眠與心理息息相關。只要堅定地將「臥室＝睡覺的地方」這個概念灌輸到心理與身體，就能讓你在進入臥室時更容易舒適入眠。

不久前，人們普遍認為，即使睡不著，只要躺在臥室裡也能夠消除疲勞。然而，近期研究發現，如果在無法入睡的狀態下長時間待在床上，熟睡感。針對失眠者，這裡推薦一種稱為**「刺激控制法」**的策略，原則是「床不能用來做睡覺以外的事」。

這種方法之所以有效，是因為它能讓心理與身體記住「床是用來睡覺的地方」。如果在失眠狀態下長時間待在床上，大腦就會記住「床＝睡不著的地方」這個錯誤聯想，使得待在床上成為一種壓力。此外，如果在床上做了滑手機等非睡眠活動，也會將「床是用來滑手機的地方」這種錯誤訊息灌輸給自己。

將床鋪限定為睡眠專用，有助於提升睡眠品質。

讓你的身心都牢牢記住「臥室＝睡覺的地方」，藉此提升睡眠品質

「刺激控制法」的實施步驟如下：

①只有在感到睏倦時才上床睡覺。

②如果無法入睡，就離開床鋪。

通常入睡所需的時間大約是10分鐘。如果你輾轉反側、無法入睡，就應該離開床鋪去做其他事情。但也應避免滑手機或看電視等會使大腦清醒的活動。

③將臥室和床鋪限定為睡眠專用。

在臥室內不滑手機、不看電視、不閱讀、不飲食。

④每天早上在同一時間起床。

⑤儘量不在白天小睡或打盹。

實施這些步驟的同時，記錄你的睡眠狀況（記錄睡眠的方法將於第186至189頁介紹）。

雖然一開始可能會覺得困難，但只要持續數日至數週，就能逐漸形成「臥室＝睡覺的地方」的認知。

調整心理的方法

173

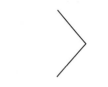

No. 3 不要擔心睡不著，放棄對睡眠的執著

解說！

一邊介紹睡覺的方法，一邊告訴你「不要擔心睡不著」，乍聽起來有些矛盾。

但如果過度擔心「我可能會睡不著」或「今天又會在半夜醒來」等情況，實際上會讓你產生壓力。壓力會妨礙良好的睡眠，而強烈的執著將會導致惡性循環。

特別是隨著年齡增長，睡眠的時長和品質都會發生變化。請不要與過去的自己或別人比較。只要白天活動沒有受到影響，**就不需要過度擔心，這樣才能睡得好。**

. . .

情緒和壓力反應是由大腦中稱為**邊緣系統**的部分控制。當情緒激動時，如感到高興、快樂或悲傷，大腦邊緣系統會透過一個稱為**下視丘**的區域的覺醒中樞，發出「保持清醒！」的指令，或是直接對腦幹下指令。

因此，當人承受壓力時，大腦就會持續發出「保持清醒！」的指令。

如果是因為明確的擔憂或壓力而難以入睡，解決壓力源頭可能是個好方法。然而，如果因為模糊的焦慮感而連續幾天難以入睡，這件事本身就會轉化為壓力，使得躺在床上變成一件令人害怕或

如果太在意自己睡不著，
反而會形成一種壓力，
讓人更加睡不著吧？

便捷性
★★★★★

期望效果
Z Z Z Z Z

苦惱的事情。

　也就是說，大腦可能會錯誤地認知「睡眠＝恐怖」，進而使睡眠本身成為壓力源，導致邊緣系統持續發出「保持清醒！」的指令。

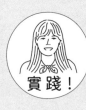

當你覺得難以入睡時，不妨大膽地離開臥室，試著聽聽輕音樂、閱讀書籍或欣賞相簿，藉此放鬆自己。在這個過程中，切記避免開啟手機或電腦，並儘量迴避強光。等到再次感到睏倦時，再回到臥室去。

　睡眠固然重要，**但如果偶爾睡不著，也不要太過擔心。**人體擁有調節睡眠的能力。請以寬容的心態面對睡眠、放鬆心情，自然而然地與睡眠建立和諧的關係吧。

調整心理的方法

175

解說！

在你的生活周遭，是否有那種看起來抗壓性很強的人呢？相反地，也有些人容易對小事感到沮喪，而且很難恢復過來。即使在新冠疫情期間，也有人能化危機為轉機，開創新業務，有些人則是放棄了自己的事業。

當看到一杯水只裝了一半時，你會想著「還有半杯」還是「只剩下半杯」？即使面對相同的事件，不同人的接受和理解方式也會不同。

. . .

人們往往會從自己想看的角度去看世界。比如，買了新包包後，可能會驚訝地發現街上有相同包包的人意外地多。或者，當自己或伴侶懷孕後，會覺得街上的孕婦特別多。或者當想要研究某個主題時，就會發現周圍竟然有懂這個主題的人。這是因為意識集中在特定的「物品」、「人」或「事」上而發生的現象。**世界沒有改變，改變的是我們接收訊息的天線。**

據說人透過五感每秒可以獲得40億bit的資訊，但意識上能處理的僅有2,000bit，只是極少數的資訊而已。雖然關於這個數字眾說紛紜，但我們的大腦能處理的資訊量確實非常有限。**我們通常更容易被自己所意識到的「物品」、「人」或「事」吸引。**

是否感覺到有壓力，
取決於自己接收資訊的天線。
將負面資訊轉換為正面資訊吧。

便捷性
★★ ☆ ☆ ☆

期望效果
Z Z Z Z Z

如果你為自己設定了負面的天線，就會接收到更多負面的訊息；如果設定了正面的天線，則更容易接收到正面的訊息。

強烈的壓力會妨礙睡眠。「那個人好討厭！」一旦開始這樣想，就會無意識地想到更多討厭的理由，讓自己感到更加不快，壓力也隨之增加。請不要讓自己的天線對準「討厭的事物」。

如果能將注意力轉向好的地方當然最為理想，但如果做不到，也可以選擇「不去在意」或「將意識轉向其他事物」。

不要故意將自己的天線對準那些會帶來壓力的事物。請將注意力放在好的、快樂的事物上，避免承擔那些會妨礙好眠的無謂壓力。

調整心理的方法

No.5 醒來時大聲說出「睡得真好！」

解說！

你是否聽說過**「安慰劑效應」**？即使是完全不含有效成分的藥物，如果告訴患者「這對○○有效」，患者也可能會感受到效果。這表明「信念」可以對身體產生影響。

特別是在睡眠方面，據說安慰劑效應特別容易顯現。換言之，心理因素能發揮重要作用。**只要下定決心讓自己「去做」、「做得到」，例如告訴自己「我可以睡得很好」，就真的有可能進入睡得很好的狀態。**

有句話說「努力則成，不努力則不成，一切皆然」。只要抱持堅定的意志，下定決心去做，就能夠達成。就請下定決心告訴自己「我做得到」、「我睡得著」、「我睡得好」吧。

· · ·

「自我肯定（Affirmation）」是一種讓自己的理想狀態滲透進意識中的的自我暗示法。著名足球運動員本田圭佑曾在小學畢業文集中寫道：「我不是想成為，而是要成為世界第一的足球員」。

《航海王》的作者尾田榮一郎曾說過：「剛出道時，大家通常會擔心自己能否存活下來，但我當時擔心的是該怎麼選擇配音員……。」

透過自我肯定的力量
和言語的力量帶來深沉的睡眠，
以及白天的活力

在他的頭腦中，作品連續熱銷已經是前提，他擔憂的是更遠大的事情……這點真是令人佩服。

自我肯定的重點，在於並非以「願望」的形式進行，而是將其視為「已經實現的狀態」。不是祈禱著「我想睡著」，而是要將「我睡得正熟」或「我睡得很好」這樣已經實現的狀態深植於腦海。

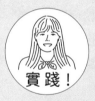

實踐！

實際的做法簡單又直接。只要在醒來的時候，大聲說出「啊，我睡得真好！」就可以了。雖然在心裡默念也可以，但大聲說出來會更有力量。

改善睡眠的目的不僅僅是為了「睡眠」本身，而是為了讓人白天能夠精力充沛地活動。一天的開始不應該是「我今天又沒睡好了……」，而應該是「啊，我睡得真好！」

接著，對自己拋出正面的話語，例如「今天也會是美好的一天」、「今天的○○很令人期待」。這樣做可以讓你更不容易感到有壓力，度過愉快的一天。

調整心理的方法

179

不累積壓力的思考方式③

No.6 從「小事」開始 提升自我效能感

解說！

在你的周圍，是否有那種對任何事都充滿自信的人呢？實際上，抱持著「我做得到」、「我有能力做到」的想法的人，更容易達成目標；即使遇到失敗或困難，也能堅持不懈地努力。

相反地，如果老是想著「我做不到」、「我沒有能力」，缺乏自信，做事就容易半途放棄，還會過度感受壓力。

･ ･ ･

自我效能感 (self-efficacy)，是指對自己能夠成功執行某項行為的信心。「我做不到」、「我沒有能力」的想法反映了自我效能感低落的狀態。提升自我效能感的方法有很多，這裡介紹一個容易實施的方法：**累積成功體驗**。

比如，當你訂下「跑完全馬」的目標時，直接嘗試跑42.195公里可能會感到非常困難。可以先從30分鐘的快走開始，然後進階到5公里、10公里⋯⋯這樣逐步提升。

如果最終能夠跑完42.195公里，就能賦予自己莫大的信心。

不管做什麼事情，「決定去做就做得到」都能成為信心的來源。相較於偶然做到的事情，「決定去做就做得到」能夠帶來更大的自信。

給自己一些信心吧！
掌握實踐的能力，
就能建立不輸給壓力的心態

相反地，如果決定去做卻做不到，就會導致信心喪失，需要多留意。因此，為了提升自我效能，重點是不要刻意設定太大的目標，而是去做那些自己能確實完成、「決定去做就做得到」的事，從而建立信心。

調整心理的方法

先從簡單的事情開始實踐「決定去做就做得到」吧。寫在紙上會更有效。比如，早上起床後整理床鋪、喝一杯水、傍晚進行輕量運動等，什麼都行。

重點是，不要強求。因為那些需要強求才能做到的事情，可能會導致挫敗。你可能會覺得，這有什麼大不了的？但請嘗試持續兩週。你會發現，內心「能做到」的信心會被培養起來，「我想做到更多事！」的渴望也會隨之增長。

寫在紙上的練習 ①
寫出你的壓力

解說！

你是否有過這樣的經驗：當你有煩惱時，在與人交談、向對方傾訴的過程中，心中的迷霧瞬間豁然開朗？或者，在傾聽別人的心聲時，你是否曾想過「如果是我，應該會這樣做……」？

當我們獨自擔憂或不安時，這些思緒可能會不斷打轉，讓問題變得愈來愈大。同時，當我們處於煩惱之中時，視角也可能會變得偏頗。在承受壓力時，如果有人能在一旁傾聽，點破我們「為何要為這種小事煩惱？」或者「明明這樣做就好了」，那該有多好。但實際上，這樣的情況並不常見。

在日常生活中，我們或多或少都會遇到煩惱和壓力。在睡前，如何讓這些問題縮小，或是讓它們一掃而空，變得格外重要。

為此，最有效的方法之一便是**「書寫」**。

· · ·

比起在腦海中反覆思考，將思緒寫在紙上可以讓我們客觀地看待自己的想法。透過書寫，一旦將這些想法從腦海中拿出來，你就會領悟並發現：「原來我是為了這種小事煩惱」、「原來我當初可以這樣做」。

即使寫下來後問題仍未解決，這樣的行為也能幫助你放手，因

在一天結束之後
將當天的壓力抒發出來，
就能以清爽的狀態入睡

便捷性
★★★☆☆

期望效果
ＺＺＺＺＺ

為「關於這個問題，明天再想也不遲」。將憂慮和不安暫時留在臥室之外，能讓你更容易入睡。

- -

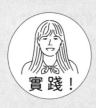

方法很簡單。準備一枝筆和筆記本，在每天結束時寫幾行短日記，**將當下讓你感到最有壓力的事情明確寫出來**。光是整理出「對自己來說什麼是最大的問題」，就可能讓心情輕鬆起來。

這裡重要的是「對自己來說」這個觀點。因為去煩惱那些自己無法控制的事情，等於是浪費力氣。

此外，如果在一天結束時，將這個練習和「寫出你的感謝」當作一套組合練習，效果會更好。

調整心理的方法

183

No. 8 寫在紙上的練習②
寫出你的感謝

解說！

在入睡前，理想的狀態是放下壓力，以放鬆的心態躺到床上。即使我們明白這一點，在日常生活中仍然會發生讓人感到煩躁、悲傷……各種各樣的情況。儘管我們試圖忘記，但並非那麼容易就能做到。

然而，透過改變觀點，我們確實能夠「改變自己的感受」。當「感受」發生改變時，對於緩解壓力也許會有很大幫助。為此，一個有效的方法就是**寫出你的感謝**。

. . .

每天寫下要感謝的事情，可以讓我們更容易感受到感恩，提高幸福感。無論是負面的思考方式，還是正面的思考方式，這些都是每個人的習慣。如同在第176至177頁中討論的那樣，處於負面模式時，我們似乎只會吸引負面資訊；而當我們處於正面模式時，就會吸引到正面資訊。這就像是我們的天線被設定好接收特定的資訊，自然就會捕捉到相關資訊。

同樣地，只要設定「感謝」的天線，自然就更容易捕捉到值得感恩的事物，使得日常生活更加正面積極，幸福感也會顯著提升。

將眼光放在「感謝」的事物上，能讓心情穩定下來，在正面積極的狀態下入睡

實踐！

方法很簡單，**只須在睡前寫下當天發生的、讓你覺得感謝的事情。**不需要擔心字跡是否漂亮，也不用在意文體格式，隨意地逐條寫下你想到的事情吧。即使遇到了負面事件，比如「和某人爭吵」，也要試著找出值得感謝的地方，比如「因此發現了自己不夠坦誠的一面」、「爭吵讓我意識到對方的重要性」。

即使在沒有特別和誰碰面、平凡的日子，「能夠吃到好吃的飯」也是值得感謝的事。想到那些連想活下來都很困難的人，就會打從心底對「能夠活著」感到感恩。只要每晚持續實踐，我們將會更擅長發現值得感謝的事物，心境也會變得更加平和。

這項練習如果與前面介紹的「寫出你的壓力」一起進行，效果會更加顯著。這不僅可以幫助改善難以入睡的問題，還有助於提升睡眠品質。

調整心理的方法

185

寫在紙上的練習③
記錄睡眠

解說！

改善睡眠的建議多不勝數，了解這些知識後，有人可能還是不清楚從何處著手，甚至無法確定目前的問題究竟是什麼。

睡眠本身就存在個人差異，對別人有效的方法不一定適合你，畢竟每個人的工作和作息都不同。在這種情況下，你要怎麼知道哪種方法對自己有效呢？**記錄睡眠**就是幫你找出解答的最佳方式。

．．．

你可能聽說過「記錄式減重」。這種方法只須每天量體重並記錄飲食，僅憑這些記錄就能達成減重效果。透過記錄，人們能夠意識到自己過度進食的行為，並透過體重變化來察覺進展，從而依靠自己的「覺察」來改善飲食習慣。

同樣的原則也適用於存錢。一開始該採取的行動就是記帳，這是了解自己金錢去向的好方法。

透過在紙上記錄、綜觀自己的睡眠方式，可以帶來重大的發現。

只要在書末提供的睡眠記錄表（參見第250～251頁）上進行記錄，你就能全面審視自己的睡眠狀態、睡意和身體狀況等。

綜觀自己的睡眠，
就能有所覺察和發現，
成為持續良好生活習慣的契機

　　雖然也有記錄睡眠的手機APP，但如果可以的話，還是建議最一開始的兩週使用紙筆記錄。因為透過在紙上親筆填寫睡眠時間，能更加實際地感受到自己的睡眠。

　　記錄的內容包括：
①睡眠時間的記錄
②睡意和身體狀況的記錄
③實施好睡行動的記錄
④其他注意事項的記錄
　　在下頁提供了一個填寫的範例，還請作為參考。

調整心理的方法

187

■如何填寫「睡眠記錄表」

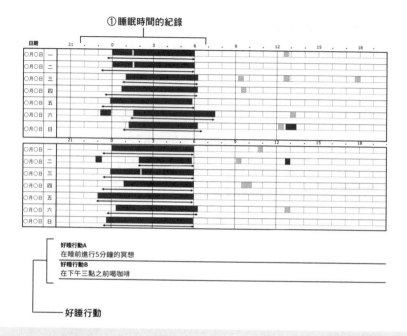

①睡眠時間的記錄

① 睡眠時間的記錄
→ 記錄躺上床的時間和實際睡著（或感覺自己睡著了）的時間。
當你真正開始記錄時，可能會發現「原以為幾乎沒怎麼睡，但實際上睡得比想像中還多」。

② 睡意與身體狀況的記錄
→ 將當天的睡意和身體狀況用「○」、「△」、「×」三個等級記錄下來（如果想要更詳細，也可以擴展為五個等級）。
這樣做可以幫助你審視自己的睡眠狀態與日間身體狀況之間的相關性。

③ 實施好睡行動的記錄
→ 記錄自己是否實際執行原本決定的行動，使用「○」表示做到了，「×」表示沒做到。
不需要一開始就過度努力，先挑選一兩個看起來可行的項目來實踐即可。

④ 其他注意事項的記錄
→ 這裡可以記錄任何事情。
晚餐太晚吃，導致隔天早上胃不舒服；感冒發燒；當天身體狀況極佳；傍晚運動後睡得特別好……等。當你回頭查看記錄時，可能會發現自己的日間活動與睡眠之間存在相關性。

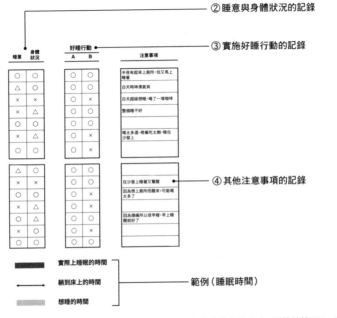

② 睡意與身體狀況的記錄

③ 實施好睡行動的記錄

睡意	身體狀況		好睡行動 A	B	注意事項

④ 其他注意事項的記錄

實際上睡眠的時間

躺到床上的時間

想睡的時間

範例（睡眠時間）

※睡眠記錄表收錄於書末，刊載於第250～251頁。

將這四項內容記錄在睡眠記錄表上，持續記錄的關鍵有兩點：

①每天早上一定要記錄

（前一天的睡眠細節，到了第二天很可能就忘記了。）。

②寫個大概就好

（如果試圖記錄得很詳細，可能馬上就覺得累了。）。

雖然睡眠記錄表原本是用於睡眠門診或失眠症患者，但它不只適用於失眠者，對於任何想要改善睡眠品質的人來說都相當有用。建議你先嘗試兩週看看，回顧自己的睡眠情況。

解說！

心理學的「**coping**」一詞是指「因應策略」。只要事先準備一系列的減壓策略，就能讓人獲得「我還有很多方法可以應對」的安心感。

　　這樣的方法也被用於認知行為治療，可以幫助你找到適合自己的紓壓方法。建立一套專屬的因應策略，消除那些會妨礙睡眠的壓力吧。

・・・

　　這裡介紹數個可以當作壓力因應策略的例子。你不妨參考以下建議，具體列出適合自己的應對方案。

●**活動型**

　　繞著自家跑步、散步到公園、清理書桌、做伸展運動、重訓等。

●**休息型**

　　在沙發上閒躺、腳底按摩、睡午覺等。

●**溝通型**

　　和某人聊天、向某人諮詢、跟貓狗玩耍等。

●**飲食型**

　　喝氣泡水、喝咖啡、嚼口香糖、吃巧克力等。

備妥壓力因應策略，藉此提高抗壓性、調整自律神經

●**興趣型**

重看一遍喜歡的漫畫、揉麵團、烤蛋糕、拍攝風景照等。

●**轉移注意力型**

去唱卡拉OK、聞花香、去咖啡館、去書店、接觸植物、掏耳朵、看相簿、在YouTube聽自然環境音、去剪頭髮等。

●**其他**

思考「如果是某人會怎麼做？」、幻想某件事、與伴侶擁抱、大笑一場、冥想等。

調整心理的方法

寫下你專屬的壓力因應策略，列成清單。不管多微小的事都可以，以建立100項策略為目標。只要實踐清單中的方法並驗證其效果，就能讓你更有效地活用這個因應策略資料庫。

重構認知框架，
以正面看待事情

解說！

遇到下雨的時候，各位會感到高興，還是會感到遺憾呢？如果下雨導致重要活動取消、衣服曬不乾等，雨天可能會讓人感到失望。不過，如果活動取消反而更值得高興，或者對花粉症患者來說，雨天花粉不會飛揚是件好事，又或者能解決乾旱時的水荒，那麼雨天也可能帶來正面的影響。

同一個「下雨」的事件，根據情況、時機以及個人的接受度，可以被視為正面或負面。對於事件本身的解釋，無論是好是壞，意義都是我們自己賦予的。

而當我們承受壓力時，會有導致壓力的**「壓力源」**存在，定義這種壓力源的也是我們自己。

重構認知框架（reframing）指的是改變看待事物的框架（視角），使其達到理想狀態。這也可以說是一種**正面的重新詮釋**——對於發生的事件，改用正面的角度看待。透過這種方式，就能培養出不累積壓力的積極心態。

改變看待事情的框架，
把原本負面的想法
轉換為正面思考

便捷性
★★ ☆ ☆ ☆

期望效果
Z Z Z ᴢ ᴢ

重構認知框架非常重要，需要在日常生活中反覆練習，並有意識地去適應。以下的範例供你參考，請試著套入個人情況，並付諸實踐。

＜對事件進行重構框架＞

例1：被上司指出錯誤

→（－）感到遺憾、生氣

→（＋）感到遺憾、生氣

→（＋）還好在客戶指出之前就發現了

例2：期待已久的活動被取消

→（－）感到失望、悲傷

→（＋）獲得了做其他事情的時間

→（＋）對於下一次的活動更加期待了

例3：受傷了

→（－）覺得運氣真差

→（＋）慶幸傷勢僅此而已

→（＋）獲得了重新感受他人溫柔的機會

當遇到覺得負面的事件時，試著想一想「是否能有其他的理解方式？」，培養如此思考的習慣。只要能發現正面的地方，或許就能減輕壓力。

調整心理的方法

193

解說！

比起生氣，不如帶著笑容度過每一天……這是個顯而易見的道理。而這一點從自律神經的角度來看，也有科學根據可以解釋。

要調節自律神經，關鍵就在於「讓品質良好的血液流遍身體每一個角落」。人體大約由37兆個細胞組成。如果能夠供給這些大量的細胞新鮮的氧氣和足夠的營養，自律神經的平衡就能獲得調整，也能提升抗壓性。

. . .

當人感到憤怒時，交感神經會過度緊張，促使血管收縮。這可能導致運送氧氣的紅血球、白血球、血小板等受損，血液循環連帶變差。有人會隨著年齡增長變得易怒，這也跟副交感神經活性降低有關。

而能夠瞬間提高副交感神經活性的動作就是「笑」。

笑的時候會自然地進行腹式呼吸，將大量的氧氣吸入體內。據說笑的時候的氧氣攝入量是深呼吸的2倍，是正常呼吸的3到4倍。因此，笑可以讓身體充分吸入氧氣，改善血液循環。

確實提起嘴角的笑容可以刺激臉部肌肉，使大腦活動更活躍。

假笑也沒關係！
「笑容」能提升自律神經整體力量，
進而減輕壓力

在笑的過程中，人體也會分泌稱為血清素的幸福物質。換言之，光只是笑一笑，就能調節自律神經的平衡，緩解壓力，並帶來幸福感。

實踐！ 可以減輕壓力的「笑」不僅包括發自內心的笑，就連強作的微笑（提起嘴角的假笑）也有效。在睡前練習微笑，可以鍛鍊面部肌肉，並提高副交感神經的活性。

此外，自律神經的好壞會影響周圍的人。如果你表達出負面情緒，周圍的人也會受到影響。**但如果你保持笑容，就能帶來良好的氛圍，進而產生正面的相互效應，使周遭充滿好氣氛。**

如果你是和家人一起生活，不妨主動製造笑容，藉此調節自律神經的平衡吧。這樣做不僅能讓自己感到快樂，也有助於讓全家人享受到更好的睡眠品質。

調整心理的方法

195

解說！

　　成為大人後，大家常會覺得「哭泣很丟臉」，但這是不正確的觀念。相反地，哭泣其實是一種釋放壓力的方式。最近，甚至出現了**「淚活」**這樣的詞，意味著透過哭泣來抒發的做法逐漸被大眾接受。

　　看完感人的電視劇或電影後流淚，隨後感到心情舒暢的經歷，大家或多或少都有過。當人因感動而流淚時，**會促使壓力荷爾蒙「皮質醇」減少，幸福荷爾蒙「血清素」則變得更加活躍。**哭過之後會感到心情變好，正是多虧了這種荷爾蒙的作用。

　　此外，你是否有感覺到，相比白天，在夜晚看同一部電影時更容易哭泣呢？哭泣是副交感神經佔優勢的行為。也就是說，在副交感神經本應佔優勢的時段，如果交感神經處於興奮狀態，自然會為了平息這種狀態而更容易哭泣。

　　因此，當想哭的時候，請不要憋著，盡情地哭泣吧。這樣做可以讓副交感神經佔優勢，從而達到放鬆的狀態。

　　在流下眼淚之前，大腦中負責共感的前額葉皮質的活動會變得活躍。這個前額葉皮質向腦幹發送指令，使淚水產生，觸發增強副交感神經活性的開關。

　　不過，當眼睛有異物侵入或切洋蔥時所產生的淚水，則是為了保護眼睛或鼻子的粘膜而流出的，這種淚水並不會增強副交感神經的優勢。小寶寶因為肚子餓而哭泣時，也是相同情況。

就算是大人也不可恥，
盡情哭泣也無妨！
透過「淚活」洗去壓力

真正能讓人感到舒暢的是因情感被觸動而流出的淚水。無論是快樂、悲傷、哀愁、或是受到感動時流出的淚水，都能促使副交感神經處於優勢。

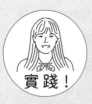

無論是電影、漫畫、小說還是音樂，只要是任何能讓你流淚的作品都可以。看一看這些作品，盡情地哭泣，可以抑制交感神經，增強副交感神經的活性。雖然在白天哭泣也可以，但副交感神經在夜晚更容易佔優勢，所以在夜晚會更容易哭出來，更加推薦。

此外，如果想在難以入睡的夜晚大哭一場，則應避免看電視、使用電腦或手機等會讓眼睛照射到強光的活動，改為閱讀漫畫、小說或聽音樂更為適宜。藉此可以緩解緊張，消除負面情緒和壓力。

調整心理的方法

197

No. 14 透過正念冥想
專注於「此時此地」

解說！

「冥想算是一種宗教活動吧？」人們曾經這麼認為，但這種觀念已經逐漸過時。近年來，許多知名企業家和運動員開始實踐冥想，諸多大型企業也開始將其導入公司內部活動。

身處現代的「壓力社會」中，物質和資訊泛濫，人們在處理眼前的事務時，不僅要同時應對多件事情，還要回憶過去或是計劃未來，腦袋總是忙碌個不停。雖然同時處理多項任務可以給人「工作有效率」的感覺，但實際上這對大腦來說是一種壓力。

・・・

在進行正念冥想時，我們的目標是專注於**「此時此地」**。人的大腦總是忙於思考各種事情，包括對未來的擔憂、焦急、憂慮等負面情緒，以及如何推進工作、晚餐吃什麼等日常事務。此外，對過去的後悔或他人的評論也可能讓人耿耿於懷。這種獨自一人在心裡不停叨唸的狀態，正是缺乏正念的狀態。當頭腦忙於這種無謂的思緒時，就會產生額外的壓力。

每天花個幾分鐘來創造一種專注於「此時此地」的正念狀態，

藉由導入「冥想」
來增強副交感神經的作用，
控制自己的心智

並了解這種狀態究竟是什麼，將能幫助你更容易控制自己的心靈，並讓自律神經更加協調。

將心靈轉向「此時此地」，一起意識到並實踐這點吧。比如，當你在電腦上打開多個視窗，試圖同時處理多件事情時，CPU 就會超載而導致運行變慢。這時你需要關閉一些標籤頁，專注於眼前需要完成的任務，這就是一種提高工作效率、專注於「此時此地」的行動。如果你覺得有太多事情要做，不知道從何處開始，不妨試著將待辦事項寫在便條紙或手帳上，為它們排序並一個個劃掉。這也是種提高工作效率、專注於「此時此地」的做法。當你覺得頭腦忙碌、心煩意亂時，首先就試著將注意力集中在「此時此地」吧。接下來，將為你介紹各種正念練習，請務必參考。

_{No.}15 進行身體掃描，將注意力集中在身體各部分

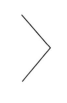

解說！

　　我們的意識會不斷四處飄移，無止盡地從過去跳躍到未來，成為不安和壓力的根源。嘗試控制這種飄忽不定的意識，並將其集中到自己身體的每一個部位上，就是所謂的**「身體掃描」**練習。

. . .

　　身體掃描是一種相當容易進行的正念練習，是將意識集中到自己身體的每一部分。藉由感受身體的各個部分，可以幫助我們找到觀察自己的情緒和思緒的線索。

　　此外，當頭腦過度活躍時，將注意力轉向自己的身體，可以幫助我們進入放鬆模式，促使副交感神經處於優勢。這種練習甚至能在睡前於床上進行，也是種很推薦的助眠方法。

> 把意識一一轉向
> 自己身體的各個部分，
> 整頓內心

實踐！

身體掃描的步驟如下：

①仰臥，閉上眼睛，採取一個可以讓身體放鬆的姿勢。

②首先，慢慢將注意力轉向自己的「呼吸」，進行幾次深呼吸。

③從左腳的腳趾開始，接著是腳背、腳踝、小腿、膝蓋、大腿，然後同樣順序轉向右腳……，接著是臀部、腰部、腹部、背部、肩膀、頸部、臉部、頭部……依序將意識集中到身體的每一部分。

④集中意識時，想像有一束聚光燈照射到那個部位，並透過呼吸將氧氣送達那裡。對每一個部位進行2～3次慢呼吸。如果有感覺到不適的部位，可以增加呼吸次數。透過呼吸來放鬆那個部位。如果意識偏離了那個部位，則將注意力重新轉回到呼吸上。

⑤在對全身的每一部分都進行了掃描之後，最後將意識集中到全身。在這個狀態下慢慢呼吸，然後結束。

如果在進行過程中睡著了，那就讓自己舒服地睡去吧。

調整心理的方法

導入呼吸法①
「意識」到肺部的大小

解說！

　　我們每天會進行大約2萬次的呼吸。呼吸是由自律神經所控制，因此大多數人都是在不自覺的情況下進行呼吸。當交感神經處於優勢時，呼吸會變得較淺而快。如果每分鐘的呼吸次數超過20次，就有可能是交感神經過度活躍的警訊。

　　首先，**光是「意識到呼吸」本身，就能改變呼吸的深度和速度。**而一旦能夠進行深呼吸，就足以有效提高副交感神經的活性，打開所謂的深度睡眠開關。

· · ·

　　關於呼吸法，後面將會陸續介紹幾種，但不論實施哪種呼吸法，基本原則都是**「意識到肺部的原始大小」**。如果對肺部的大小有錯誤認知，只用前半胸進行呼吸，呼吸就會變得比較淺。意識到肺的真實大小，想像透過呼吸將氧氣送達背部，自然就能進行深呼吸。

認識肺部原有的大小，
並意識到這點來呼吸，
就能提升副交感神經的作用

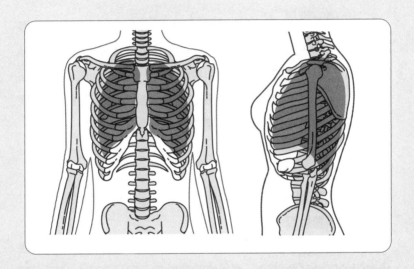

調整心理的方法

正如你所看到的，肺部比我們想像的要大得多，它延伸到肋骨下方，從側面看甚至達到背部。**呼吸時，應該有意識地從鼻子吸氣，想像氧氣被送達至肋骨下方及背部。**這樣做能自然而然地加深呼吸，讓你更容易切換到提升副交感神經活性的放鬆模式和深度睡眠模式。

No.17 放鬆橫膈膜 以充分吸收氧氣

解說！

深呼吸能夠增加副交感神經的活性，引導身體進入放鬆模式。然而，如果是習慣淺呼吸，或是容易駝背的人，肋骨和橫膈膜之間的筋膜可能已經沾黏，變得難以活動，使得深呼吸難以進行。首先，**讓我們透過活化橫膈膜的運動，來建立進行深呼吸的基礎。**

・・・

橫膈膜是呼吸時上下移動的部位。透過擴大其活動範圍，可以更有效地將氧氣吸入體內。

如果肋間肌（位於肋骨之間的肌肉）血液循環不佳，導致肌肉變硬，橫膈膜的活動就會受限。進行橫膈膜按摩，可以幫助你找回深呼吸的能力。

實踐！

首先，讓我們進行一個以橫膈膜為中心的呼吸練習：

①意識到橫膈膜下降並擴張，慢慢地透過鼻子吸氣3秒。

②意識到橫膈膜上升，透過嘴巴大力吐氣。

進行放鬆橫隔膜
僵硬處的按摩，
讓自己能夠深呼吸

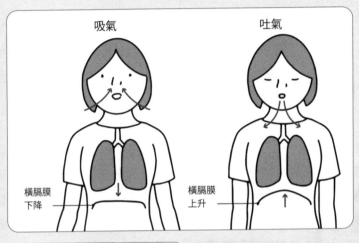

吸氣　　　　　　　　吐氣

橫膈膜
下降

橫膈膜
上升

調整心理的方法

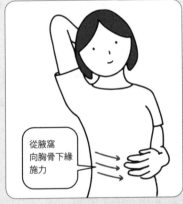

從腋窩
向胸骨下緣
施力

接下來，進行一個放鬆橫膈膜的按摩練習：

舉起右手（或左手），用左手（或右手）觸摸到另一側的下胸側邊，從該處向胸骨下緣（位於兩肋骨之間的上腹部）施力，沿這條路徑輕輕按摩10次。然後換邊進行相同操作。

在進行接下來介紹的呼吸法之前，先做一下這種放鬆橫膈膜的按摩，就能提升呼吸法的效果。

205

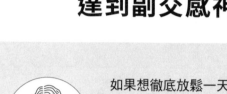

導入呼吸法③

No.18 透過「緩慢呼吸法」達到副交感神經優勢

解說！

　　如果想徹底放鬆一天的疲憊與壓力，關鍵就在於要慢慢地深呼吸。光是透過緩慢深長的呼吸，就能有效減輕壓力，並有效提升副交感神經的活性，啟動深度睡眠的開關。

　　呼吸技巧有很多種，這裡要介紹的是一種最簡單的「1：2」節奏的呼吸法——**「緩慢呼吸法」**。此呼吸法的關鍵在於讓吐出的氣息更長。透過緩慢而深長的吐氣，可以刺激位於頸部的壓力感受器（一種向心臟血管中樞傳達血壓變化資訊的感測器），有效增強副交感神經的活性。同時，吸氣時要如203頁插圖所示，意識到肺部的原始大小，並想像橫膈膜擴張，以促使深呼吸時吸入更多氧氣。

- -

實踐！

　　基礎呼吸法是**「鼻子吸氣3秒，然後嘴巴吐氣6秒」**，按照「1：2」的節奏反覆呼吸。掌握了這種呼吸法後，可以配合以下動作進行：

①仰臥，放鬆肩膀和手臂，保持放鬆狀態。

　……將雙手放在身體側邊，放鬆全身並閉上眼睛。

②將手放在下腹部（位於胸骨下方），透過鼻子深吸氣3秒。

　……將雙手的指尖放在下腹部，慢慢地透過鼻子吸氣2～3秒，

以「1:2」的節奏進行的
「緩慢呼吸法」
可以促進副交感神經運作

便捷性
★★★★☆

期望效果
ＺＺＺＺＺ

同時感受下腹部隨著吸氣而膨脹。

③在吐氣時讓下腹部向內凹陷，慢慢吐氣6秒。

　……在將下腹部凹陷的同時，透過嘴巴慢慢地吐氣4～6秒，用下腹部的收縮來確認呼吸的深度。重複這個過程數次。

· · ·

　呼吸時不應強迫自己，關鍵是在「1:2」的節奏中自然且舒適地進行。這樣做能改善滯留的血流，讓全身感受到血液流通的舒適感。在意識到肺部的原始大小的同時，嘗試將呼吸送達肺部每一個角落，這樣會更有效。這種深呼吸能讓我們吸入更多的氧氣，自然而然地轉入深度睡眠模式。

　在睡眠期間，細胞的修復能力也會增強，使身心得到復甦，讓你離最佳的深度睡眠更進一步。

調整心理的方法

透過「肺活訓練」鍛鍊呼吸肌群

解說！

　　肺的主要功能是「呼吸」，一旦肺功能衰退，我們就無法從肺泡充分吸收氧氣，引起各種不適。為了補充不足的氧氣，身體可能會增加淺呼吸的次數，這也可能導致自律神經失衡。

　　雖然肺泡一旦受損就無法再生，但只要增強呼吸力，就能活化肺功能。為此，筆者提出了**「肺活」**這個概念。

• • •

　　呼吸時使用的**「呼吸肌」**包括肋間肌、斜角肌、前鋸肌、脊柱起立肌和橫膈膜等。當肺功能低落導致呼吸變淺時，呼吸肌也會退化。雖然我們無法直接鍛鍊肺泡，但只要鍛鍊呼吸肌，就能夠進行更深長的呼吸，讓人更容易進入放鬆狀態。

- -

實踐！

　　透過有意識地對肺部施加負荷，可以鍛鍊周圍的呼吸肌，從而實現深呼吸。

鍛鍊肺部周圍的肌肉，
養成能夠深呼吸的身體，
調節自律神經

便捷性
★★★★☆

期望效果
ZZZ ZZ

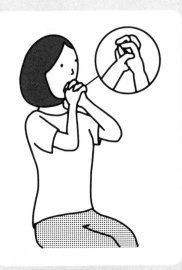

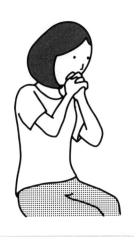

調整心理的方法

①大力透過鼻子吸氣
坐在椅子上，保持良好的姿勢。將手指交叉放在嘴前，利用拇指和食指之間形成的小孔大力吸氣。

②透過嘴巴慢慢吐氣
將嘴唇尖細，對準拇指和食指之間的小孔，慢慢吹氣，像是在吹氣球一樣。

※重複①～②的步驟10次。
　在進行這一系列練習後，進行橫隔膜放鬆按摩（如204頁所述）會更加有效。

透過這樣的練習，不僅可以提升肺活力，使深呼吸變得更加容易，同時也有助於調節自律神經，改善睡眠品質，並對增強免疫力等健康方面產生積極影響。

_{No.}20 使用盒式呼吸法
緩解緊張

解說！

心理和生理是相互影響的。當承受強烈壓力時，人體會無意識地收縮，肌肉繃緊，呼吸也趨於淺薄。面對壓力時，透過有意識地呼吸，可以促使副交感神經處於優勢，引導身體進入放鬆模式。

這裡要介紹的**「盒式呼吸法」**，是一種應用於美國軍隊、消防隊和警察等面臨高壓狀態的群體中的放鬆技巧。

實踐！

盒式呼吸法的操作步驟如下。首先，慢慢地透過鼻子吸氣，想像將空氣送達肺部的每一個角落，包括背部。然後，慢慢地透過鼻子吐氣。這個過程每個階段持續4秒。具體步驟如下：

①用4秒的時間，透過鼻子吸氣。

②維持肺部充滿空氣的狀態4秒。

③用4秒的時間，透過鼻子吐氣。

④保持肺部完全放空的狀態4秒。

・ ・ ・

美國軍隊、消防隊和警察等
面臨高壓狀態的群體
都在實踐的盒式呼吸法

　　重複進行這種呼吸練習幾分鐘，一旦習慣後，可以將每個階段的呼吸時間從4秒延長到5秒、6秒。經科學驗證，這種呼吸法有調節自律神經、緩解壓力的效果。此呼吸法在被窩裡也可以進行，因此非常適合在睡前嘗試，有助於改善睡眠品質。請務必試一試，感受它帶來的放鬆和舒緩效果。

調整心理的方法

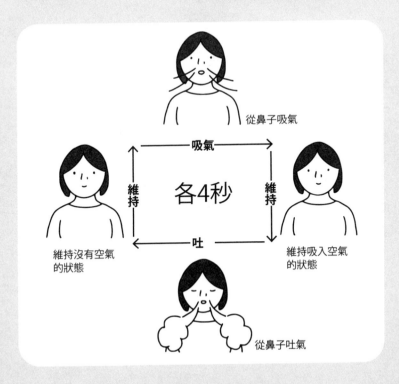

從鼻子吸氣

吸氣

維持

各4秒

維持

吐

維持沒有空氣
的狀態

維持吸入空氣
的狀態

從鼻子吐氣

透過漸進式肌肉放鬆法
放鬆心靈和身體

解說！

　　當心理上累積了壓力時，身體也會處於緊張狀態，進而不必要地繃緊肌肉。這時你即使躺在床上，也會難以順利入睡。如果能夠放鬆身體的緊張，相應地也能緩解心理上的緊張。

・・・

　　「漸進式肌肉放鬆法」 是一種透過緩解身體的壓力來減輕心理壓力的方法。這種方法非常簡單，透過對身體不同部位進行「繃緊和放鬆」的操作，逐步使肌肉放鬆，就能創造出一種身心皆放鬆的狀態。這種方法是在大約100年前由美國生理心理學家埃德蒙・雅各布森（Edmund Jacobson）開發，至今仍在臨床心理領域廣泛應用。

　　當達到放鬆狀態時，手腳的肌肉會放鬆，末梢血管擴張，促進血液循環。這不僅可以改善入睡困難的問題，還有助於提高睡眠品質。

約在100年前開發、廣泛應用於世界各地的肌肉放鬆法

〔事前準備〕

　　儘量選擇一個安靜的地方進行。請解開腰帶、手錶、首飾等束緊的物品。

實踐！

　　在椅子上坐下，保持舒適的姿勢。雙腳分開與肩同寬，膝蓋成90度角，腳掌完全貼地（參見下圖）。

〔基本動作〕

　　用力10秒鐘，然後放鬆15至20秒。用力時保持在大約6至7成的強度，放鬆時要充分感受身體的「鬆弛」感覺。首先，慢慢透過鼻子吸氣，然後慢慢吐氣。重複深呼吸幾次。（詳細操作見下一頁）

　　此處介紹的是坐在椅子上進行的方法，但也可以在睡前躺在床上以仰臥姿勢進行，幫助自己輕鬆入睡。

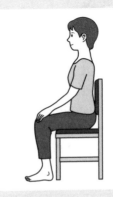

調整心理的方法

213

漸進式肌肉放鬆法

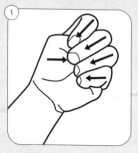

① **雙手**：將雙腕放在膝上，手掌向上，彎曲拇指並用力握拳，然後慢慢張開手掌，進行放鬆。

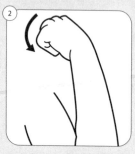

② **上臂**：做出握拳動作，手腕卷曲，彎曲肘部，向上臂施力。之後伸直手臂，張開手掌，進行放鬆。

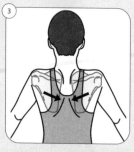

③ **背部**：將手臂往後拉，使得背後的肩胛骨靠近，用力。然後伸直手臂，張開手掌，進行放鬆。

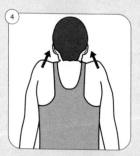

④ **肩膀**：保持脊椎和頸部伸直，將肩膀向上聳，施力於肩部。之後放下肩膀進行放鬆。

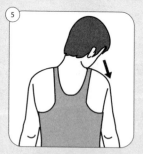

⑤⑥ **頸部**：向右側扭轉頸部，稍微抬起頭，保持10秒鐘施力。之後放鬆頸部。左側也進行相同練習。

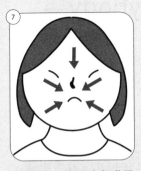

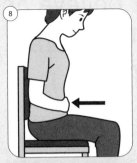

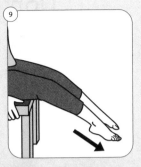

⑦ **臉部**：將眼睛和嘴巴用力向臉的中心收緊，然後慢慢放鬆。

⑧ **腹部**：稍微抬起頭部，像是做腹肌運動一樣，向內看自己的肚臍，對腹部施力。然後放下頭部，放鬆腹部。

⑨ **腳1**：從腳趾開始，讓腳背緊繃並伸直，對腳背施力。之後讓腳恢復原位並放鬆。

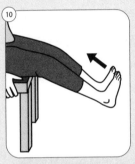

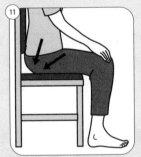

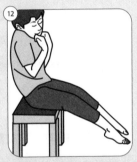

⑩ **腳2**：將腳趾向上拉，向身體側面拉近，對小腿施力。然後讓腳恢復原位並放鬆。

⑪ **臀部**：將臀部肌肉收緊，像是有東西夾在臀部中間並試圖將其壓碎。之後讓臀部恢復原位並放鬆。

⑫ **全身**：同時進行上述①至⑪的動作（不包括頸部），全身施力。然後放鬆全身肌肉。

調整心理的方法

※①～⑪的動作順序可以根據個人喜好調整。特別是在放鬆時，應該能感受到血液循環後身體暖起來的舒適感。在日常生活中感受到壓力時，只要坐在椅子上，也可以針對特定部位（如肩膀或腳部）進行放鬆，這也是一種有效的緩解方法。

解說！

　　絕大部分的壓力，都源自於人際關係。在人際關係引發的壓力中，很多都是對他人的「期待」所引起的。例如，對伴侶感到惱怒的壓力，實際上是來自於對方的期望，比如希望對方更加溫柔、更加會傾聽，或性格變得更符合自己喜好。期待與信任是相似的概念，但信任有時候會帶來困擾。例如，當一位經驗豐富的醫師在手術房執刀時，如果一旁的年輕醫師犯了錯誤，資深醫師肯定會生氣，這是因為他對另位醫師有一定的信任和期望。

· · ·

　　「不對任何人抱有期待」乍聽像是一種冷漠或不近人情的態度。然而，這並非要你待人冷酷無情，而是在發生失誤時先將其歸咎為自己的責任，避免因對他人的不滿而積累壓力。這種態度有助於個人在面對不如意的情況時保持平和的心態，減少因期望落空而產生的失望和壓力。

　　在這個世界上，有些事情我們能夠透過自己的力量解決，而有些則無論我們如何努力，都無法改變。對於後者的過度擔憂會產生不必要的壓力，進而導致自律神經失調。不管是面對不討喜的上司、總是愛說壞話的朋友，或是讓你感到煩躁的伴侶，**不要期待他們會改變**。無論何時、何地、發生什麼意外，都將其視為自

放下對他人的期待，
就能減輕壓力，
調節自律神經

己的責任，**專注於「自己能夠控制的事情」**。這樣一來，就能
大幅度減輕因人際關係而產生的壓力。

實踐！

當你對他人感到惱怒時，記住「Don't believe anybody」（不要過度相信任何人），並付諸實踐。

重點在於，讓自己維持沒有壓力的狀態，放開對他人的期待，只專注於自己能夠控制的事情。

當然，這並不意味著你必須獨自承擔一切。這樣做的目的，只是為了減少那些你無法控制的事情所帶來的壓力，並讓自律神經維持在良好的狀態。

調整心理的方法

調整環境的方法

如果想獲得深度睡眠，勢必要創造適合睡眠的環境。在過熱、過冷、嘈雜等造成壓力的環境中，是無法入睡的。

此外，如果床墊或枕頭不適合，也無法充分讓身體休息。若睡眠環境不佳，即使身體健康，也可能會降低睡眠品質。

要想睡得好，除了調整心理和身體狀態外，還需要準備一個舒適的睡眠環境。

何謂「舒適的睡眠環境」

臥室的溫度、濕度、光線、聲音、香氣等環境因素，都與睡眠品質密切相關。

如果能適當控制臥室內的溫度和濕度，就能讓睡眠時的體溫調節順利進行。如同之前提到的，光線的接觸會影響睡眠激素和生理時鐘。為此，需要透過照明和窗簾來進行控制。

至於聲音，睡前聽些東西無妨，但入睡時和睡眠中，儘可能維持安靜的環境更為理想。

而關於香氣，因為已被證明有幫助入睡的效果，所以應該妥善利用。

選擇寢具時的注意事項

理想的睡眠姿勢，是讓身體的「三道拱門」——即頸部、脊椎和膝後，維持自然的S型曲線（參見第122頁）。前提就在於選擇「適合自己的寢具」，讓你順利完成翻身、排汗和體溫調節。

市面上有各式各樣的寢具產品，可能會讓人感到迷惘。不過，昂貴的物品不一定就適合自己，應該選擇符合自己體型、體態和睡姿的產品。

不合適的寢具可能會導致引起睡眠呼吸中止症的打呼，或是造成頸部、肩膀、腰部疼痛。

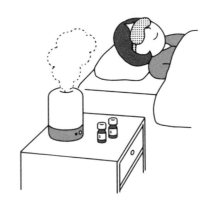

透過「睡前儀式」做好入睡前的準備

人的身體會在一天之中，從交感神經主導的活動模式切換到副交感神經主導的休息模式。因此，在夜晚睡前的這段時間，就需要做好進入睡眠的準備。

對於小孩子，我們可能會進行閱讀繪本、唱搖籃曲、讓孩子和心愛的玩偶道晚安等「睡前儀式」（做某件事就代表要睡覺了）。而實際上，不僅僅是對孩子，對大人而言，睡前儀式同樣有效。如果能擁有屬於自己的睡前儀式，就能切換到副交感神經主導的放鬆模式，助你順利入睡。

但是，這時就必須特別留意手機的使用。在夜晚放鬆的時候，可能會想要滑一下手機，但如果讓滑手機變成睡前儀式，就有可能降低睡眠品質，還請注意。

解說！ 提到「調整臥室環境」時，許多人首先會關注寢具或室溫等因素，但「空氣髒汙程度」也是關乎良好睡眠的一點。如果臥室中充滿了灰塵或霉味，會導致呼吸變淺，無法在睡眠中將乾淨的空氣輸送到體內，導致副交感神經無法活化，難以進入深度睡眠。臥室裡的灰塵、黴菌以及塵蟎比你想像中還多，應勤於打掃，保持空氣清潔，在乾淨的空氣裡獲得好眠。

. . .

在清潔臥室時，有點需要特別注意：

●空調：空調內部如果髒了，睡眠時就會釋放灰塵和黴菌。應定期清潔濾網，或者聘請專業人士清洗，以保持清潔狀態。

●床底：地板容易看到也容易清潔，但床底往往被忽略。這是一個容易積聚灰塵的地方，所以不要忘記檢查。即使不每天打掃，也要定期進行清潔。

●寢具：寢具往往是塵蟎和細菌滋生、灰塵和汙垢積聚的場所。應該經常清洗枕頭套和床單。特別是棉被周圍，容易大量滋生塵蟎。可透過曬被子、使用吸塵器除蟎等方法來清除塵蟎。

> 臥室內的塵埃會讓呼吸變淺，
> 使睡眠品質低落。
> 清淨空氣，打造能熟睡的環境

●牆壁：牆壁容易被忽視，但家居灰塵常因靜電等原因附著在牆壁上。應用抹布等擦拭，保持清潔狀態。

打掃臥室的基本原則是「由上而下」。 從接近天花板的地方，如窗簾軌道、燈罩開始，然後是牆壁、窗戶，最後是地板。

即使肉眼很難看見，灰塵的積累也超乎你想像。不需要每天清潔所有地方，但至少應該整理床鋪，並時常用吸塵器打掃周遭。

雖然人們傾向在早上打掃，但在灰塵累積了一天的晚上進行清潔也有效果。對於早上沒有時間的人來說，在晚上打掃是個好選擇。此外，也可以設置空氣清淨機。

調整環境的方法

221

設定舒適的溫度和濕度

解說！

　　要進入睡眠狀態，就需要降低體內的「深層體溫」；但如果處於高溫多濕的環境，這個過程可能就會難以進行，導致睡眠品質不佳。同樣地，在寒冷的環境中，如果因手腳冰冷而無法順利散熱，也會影響我們入睡。

　　一年有四季，因此需要根據季節調整臥室的溫度和濕度，以確保能舒適入眠。

・・・

　　適合睡眠的室內溫度為26度，濕度為50～60%，被窩內溫度為32～34度。春天和秋天通常不會有太大問題，但夏天和冬天就是一場挑戰。以下介紹在各個季節中保持舒適睡眠的一些技巧。

- -

實踐！

●夏季睡眠

　　過熱的房間自然會妨礙睡眠。對於熱感的感受因人而異，但適宜睡眠的室溫為26度。夏季應利用空調的除濕模式，避免過度降溫。即使溫度不是很低，也能透過調節濕度有效降低體感溫度。

活用空調將臥室調整到
舒適的溫度和濕度，
讓你睡得香又甜

此外，剛入睡時容易出汗，如果對於開著冷氣睡覺感到抗拒，可以定時3個小時左右，在一開始開就好。這樣可以避免過度降溫。

如果因為不喜歡開冷氣而堅持不開，直到快受不了才開，不僅會降低重要的初期睡眠品質，還可能增加中暑的風險。

●冬季睡眠

在冬季，理想的室溫同樣是26度，濕度為50～60%，但因為寢具和睡衣的保暖程度較高，設定在和夏季相同的溫度可能會感覺過熱。冬季的室溫應該設定在16～19度，透過寢具等調整，創造適宜的被窩內溫度32～34度。不喜歡開暖氣的人可以使用電熱毯、電熱墊或熱水袋等，但若長時間處於加熱狀態，有可能會阻礙深層體溫下降。最好僅在剛入睡時使用。

此外，暖氣的熱量傳遞到床鋪或牆壁需要一定時間，最好是在就寢前大約一小時開啟，提前調整室溫。

使用具備涼感功能或保暖性較佳的墊子也是調整寢具溫度的有效方法。

調整環境的方法

No.3 早上起床後整理床鋪

解說！

根據美國國立睡眠基金會的調查，「有整理床鋪習慣的人，基本上會回答自己睡得很好」。另外，根據「Hunch.com」網站針對68,000名男女進行的調查顯示，養成早晨起床後整理床鋪習慣的人中，有71%的人回答「我覺得自己很幸福」，而未養成習慣的人中，則有62%的人回答「我覺得自己不幸福」。這顯示睡眠與心理狀態密切相關。為了整理自己的心情，可以嘗試將每天早晨整理床鋪當作一種習慣。

· · ·

早晨起床後立即整理床鋪可以帶來的好處包括：

●防止自己睡回籠覺
早晨起床立即整理床鋪有助於轉換，減少睡回籠覺的可能性，讓你更順利切換到活動模式。

●執行任務的成就感
在早晨首先完成原本決定要做的事情，可以提升成就感。這樣做能夠幫助你愉快地迎接早晨，為一日之初打造一個好的開端。

●夜晚能夠愜意入睡
如果在早上就已經整理好床鋪，晚上進入臥室時，就能直接在

為了在整理好的床鋪中愉快地睡眠，請養成每天早晨整理床鋪的習慣。收被子跟拿被子同樣有效

整理好的床鋪上愜意入眠。這樣可以在不感受到額外壓力的情況下放鬆，提升睡眠品質。

實踐！

關鍵在於要「自己」整理床鋪。對於鋪床睡覺的人來說，養成收納、拿出被鋪的習慣，同樣能夠達到類似效果。

讓一天愉快地開始、愉快地結束，是調節自律神經的最佳方法之一。如果想要獲得舒適的睡眠，就試著養成早晨起床後整理床鋪的習慣吧。

調
整
環
境
的
方
法

妥善選擇臥室織物的顏色

解說！

眼睛接收到的色彩刺激會傳達至腦中的下視丘。下視丘負責調節荷爾蒙和神經等功能，與人的情緒也有深刻連結。因此，我們看到的顏色往往會影響我們的心情。

色彩與自律神經之間也有關聯，暖色系（如紅色和黃色）容易使交感神經佔優勢，而冷色系（如藍色和紫色）則容易使副交感神經佔優勢。選擇適合臥室的顏色，就能創造有利副交感神經處於優勢、有助於放鬆的環境。

・・・

推薦用於臥室的顏色包括：

●綠色

綠色是介於暖色和冷色之間的中間色，由於刺激較小，可以提供平靜和安心感，還有助於放鬆眼睛。

●藍色

能夠使副交感神經佔優勢，幫助身心放鬆。由於它能夠平息神經的興奮，尤其推薦有失眠困擾的人採用。不過，濃烈的藍色可能會降低體感溫度，因此在選擇顏色濃淡和深淺時需要審慎調整。

使用能讓副交感神經占優勢的色彩，
創造一個能夠放鬆
並睡得安穩的臥室。

便捷性
★★★★★

期望效果
Z Z Z Z Z

●米色、象牙色

米色或象牙色等自然材質的顏色，可以減少緊張感，給人溫暖和放鬆的感覺。

順帶一提，雖然白色被視為萬用色，但全白的房間會反射過多光線，導致刺激過強，採用色調略深的米色或象牙色會是更佳選擇。

與上述顏色相反，紅色通常不適合用於臥室，因為它會促使交感神經佔優勢，容易製造出興奮狀態。如果非得要在臥室中使用紅色，應該以小件裝飾或圖案來點綴，或者選擇偏棕色系的紅色。

雖然更改臥室壁紙或牆壁的顏色可能有些困難，但只要更換面積較大的寢具或窗簾顏色，就能徹底改變臥室的氛圍。睡前看到的顏色會影響睡眠。請選擇能讓自己放鬆的顏色，創造出一個能夠安然入睡的環境吧。

調整環境的方法

227

妥善使用窗簾

解說！

如同我們在第42頁的「早晨沐浴在陽光下」一節所提到的，人類是藉由接收光線來覺醒並切換至活動模式。對於那些很難起床或難以清醒的人來說，利用太陽光來喚醒自己也是一種方法。

即使閉上眼睛，我們也能透過眼皮感受到光線。只要妥善使用窗簾，就能利用逐漸變亮的太陽光讓你輕鬆醒來並重置生理時鐘。如此就能在一早創造良好生活節奏，更容易讓你在夜晚擁有優質睡眠。

· · ·

為了自然醒來並沐浴在陽光下，有幾個方法可以嘗試：

● **晚上熄燈後不要關窗簾睡覺**

這樣做可以讓陽光在早上確實照進房間，讓你自然與日出同時醒來。不過，將窗簾完全開啟可能會降低窗簾的隔音和保溫效果，因此需要留意。也需要考量防盜和隱私問題。

● **使用讓陽光容易穿透的窗簾**

將窗簾更換為陽光更能穿透的材質也是一個方法。如果窗簾是雙層的，不妨根據情況調整。

推薦給很難起床的人：
巧妙地利用窗簾，
與太陽光一同自然醒來

●睡覺時將窗簾開啟約10公分

考量到防盜和隱私等問題，如果你對於晚上拉開窗簾睡覺感到不安，建議可將窗簾拉開約10公分，讓陽光稍微照射進來就好。透過妥善安排睡眠位置，使得陽光能從縫隙中照射進來，可以讓你更舒適地醒來。此外，還有利用光線的鬧鐘或設定時間自動開啟窗簾的定時器等產品。嘗試使用這些便利的工具也不失為好主意。

隨著天空慢慢變亮，你的身體會準備醒來。起床後如果將窗簾全開，房間也會變得更加明亮，有助於防止自己睡回籠覺。

實踐！

然而，在日出時間較早的季節，陽光可能會比你預期的起床時間更早照進來。還請根據起床時間和季節妥善進行調整。

對於會不小心比預定時間早醒的人，或者需要在白天睡眠的人，推薦使用遮光窗簾。它可以防止早晨的陽光進入臥室，讓你能夠睡得更好。

調整環境的方法

選擇適合睡眠的寢具①
如何挑選枕頭

解說！

　　隨著人們愈來愈關注睡眠議題，也有愈來愈多人開始注重寢具的選擇。市面上有許多高級枕頭或客製化枕頭專賣店，然而在選擇枕頭時，價格高並不代表最適合自己。即使是受到別人好評的高級枕頭，也有可能不適合你。**最重要的是找到適合自己身體的枕頭，並且別忘了檢查是否適合你當下使用的床墊。**

　　選擇枕頭的重點在於：當你躺下時，枕頭能讓你的頸部、脊椎和膝後這「三道拱門」自然形成 S 型曲線。此外，確保自己能夠輕鬆翻身也很重要。

· · ·

有以下狀況的人應考慮重新選擇枕頭：

●早晨醒來時感到頸部或肩膀疼痛的人

　　如果枕頭過高或過低，就可能在睡眠中對頸部或肩膀造成負擔，還可能導致疼痛發生。只將枕頭墊在頭部底下的人，應嘗試從肩部處開始放置枕頭，確保頸部得到充分支撐。

●容易打呼的人

　　過高的枕頭會導致下巴下沉，容易堵塞上呼吸道，造成打呼。選擇適合自己高度的枕頭，或者能夠側睡的枕頭，可以讓你在睡眠時呼吸更順暢，保持氣道暢通。

價格高低都無妨！
讓自己的身體與床墊吻合
的枕頭才是正解

●早上醒來時，會做出萬歲姿勢的人

　　對於呼吸器官未充分發育的小孩來說，以萬歲姿勢睡覺沒什麼問題。然而，如果大人早上醒來時發現自己做出萬歲姿勢，就需要注意了。肩膀和頸部僵硬的人，會在無意識中採取萬歲姿勢，因為這樣才能放鬆頸部到肩膀的肌肉，打開胸部，讓呼吸變得更容易。

　　睡覺時無法順利翻身，也是導致萬歲姿勢的原因之一。翻身在睡眠中有分散身體壓力和促進血液循環的作用。不翻身會導致血液循環不良、肌肉變硬，肩膀更加僵硬，讓你在醒來時感到疲勞。雖然萬歲姿勢能讓人暫時感覺輕鬆，但這其實是不自然的姿勢，可能導致肩膀更加僵硬，變得不得不這樣睡覺，形成一個惡性循環。

　　除了透過前面介紹的「深度伸展」（見128頁等）來放鬆頸部和肩膀，選擇適合自己的枕頭，讓翻身更加容易、解除頸部和肩部的疲勞也很重要。

調整環境的方法

實踐！

選擇枕頭時，應特別注意的一點如右圖所示：當仰臥睡覺時，應該要能夠從肩膀開始緊密貼合。有些人只將頭部放在枕頭上，但**應該使用枕頭來填滿頸部下方的空隙，支撐住頸部**。對於經常側睡的人來說，枕頭的高度需要符合你肩部的高度。同時，也應該檢查自己是否能夠順利翻身。

可以選擇客製化枕頭、可調節高度的枕頭，或其他適合自己身體的市售枕頭。如果是使用現有的枕頭，也可以透過加墊毛巾等方式調整高度。同時，也要仔細檢查枕頭與床墊的吻合度。

如果床墊太硬，身體就不會下沉；如果床墊太軟，身體就會沉得太深。即使在門市裡覺得躺起來很舒服，回家使用後也可能會有不同感覺。如果你是購買客製化枕頭，建議選擇有高度調整售後服務的商店會更安心。

此外，因為產品的使用年限各不相同，不妨透過調整高度或更換新品，來確保所使用的產品始終符合你的需求。

枕頭挑選要點

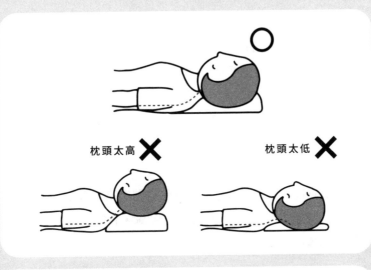

枕頭太高 ✖　　　　枕頭太低 ✖

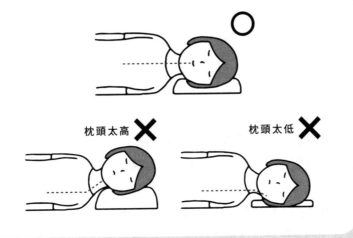

枕頭太高 ✖　　　　枕頭太低 ✖

經常有人發問：床墊到底要選擇低反發（低回彈）的好，還是高反發（高回彈）的好呢？如同挑選枕頭，床墊是否適合自己也存在個人差異。應該先考慮自己的身體需求以及與枕頭的吻合度。

・　・　・

按照右頁圖片所示，選擇的床墊應該要能購維持頸部、脊椎和膝後這「三道拱門」自然形成的S形曲線，且能夠讓你順利翻身，才能讓你睡得更加舒適。

當人們仰臥時，頭部會承受8%的體重，肩部33%、腰部44%，腿部則是15%。如果床墊過軟，腰部會過度下沉；如果床墊過硬，腰部則會被過度抬升，以上兩種情況都會破壞自然的S形曲線。

一般來說，**體重較重的人因為沉陷程度較大，適合較硬的床墊；而體型較小、體重較輕的人，則更適合較軟的床墊。**

雖然在線上購物網站也買得到床墊，但最確實的方法就是親自試躺床墊。這樣不僅可以檢查床墊的舒適度，還能確認是否易於

配合枕頭，
選擇適合自己體型
的床墊吧

翻身。

　如果你有常用的枕頭，不妨帶著它去店面試躺床墊，同時檢查床墊與枕頭的吻合度。這樣可以確保床墊和枕頭一起使用時，能為你提供最佳的支撐度和舒適度。

■硬度適中的床墊：
　能夠維持頸部、脊椎、膝後這「三道拱門」的自然S形曲線

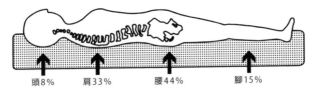

頭8%　　肩33%　　腰44%　　腳15%

■過硬的床墊：
　會導致肩部和腰部抬高過多，破壞這三道拱門的自然曲線

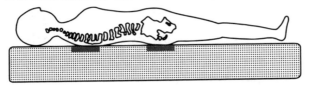

■過軟的床墊：
　腰部會過度下沉，同樣破壞這三道拱門的自然曲線

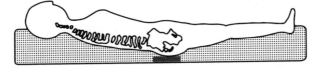

調整環境的方法

解說！

　　許多人會根據季節更換被子。正如我們在第222頁所提到的，要獲得深度睡眠，被窩內的溫度以32至34度為宜。如果想維持良好的睡眠環境，就調節好睡床的氣候吧。而挑選被子的關鍵，就在於是否具備維持體溫的保暖效果，以及維持適當濕度的透氣性和吸濕性。

　　市面上有各種不同的被子品項可供挑選，務必配合季節挑選適合自己的被子，打造舒適的睡眠環境。

· · ·

　　被子可根據材質分為羽絨被、羊毛被、蠶絲被以及合成纖維等，各有不同的特點。其中，**最常見且最推薦的就是羽絨被。**羽絨被不僅有良好的保暖效果，也具備透氣性和吸濕性，而且質地輕，使其成為易於使用的選擇。然而，根據羽絨等級和外層布料（包裹羽絨的布）不同，有時可能會享受不到這些優點。因此在購買時，應選擇可信賴的製造商或寢具店。

　　關於被子的尺寸，基本上**每個人搭配一件單人尺寸的被子會更加舒適，有助於享受更好的睡眠。**

　　如果被子尺寸過大，可能會因為過重或容易從床上滑落而妨礙睡眠。同時，也可能會因為肩部周圍出現空隙而感到寒冷。如果

挑選被子的重點，
在於讓床鋪內維持適當氣候。
選擇符合季節的被子吧

兩人共用一條被子，最好選擇稍大一些的被子，以避免中間
出現空隙。

被子的選擇最終還是依個人偏好而定，但過
重的被子在睡眠時可能阻礙血液循環。被子
的重量和保暖效果並無相關，所以最好還是選
擇輕一點的被子。此外，如果在寒冷時層層蓋
上被子，有可能會導致過熱或過重。最好的方式就是**在羽絨
被內多加一層羊毛或棉製的天然纖維被**，因為它們吸濕性高，
可以吸收汗水，保持舒適狀態。

另一方面，如果是合成纖維（如丙烯纖維等材質）的的被子，
蓋在羽絨被內部可能就會無法調節濕氣而容易悶熱。為了提
升被子的保暖效果，**建議將其蓋在羽絨被之上**。

調整環境的方法

237

解說！

　　許多人可能有過因外面吵雜或是旁邊的人打呼而難以入睡的經驗。在有噪音的環境中，很難舒適地入睡。因為即使在睡眠中，我們的聽覺中樞也在持續運作，透過耳朵進入的聲音將會使睡眠變淺。如果想提升睡眠品質，創造一個無噪音的寧靜環境就相當重要。

· · ·

　　一般而言，**超過40分貝的聲音就會妨礙睡眠**。40分貝相當於高級汽車內部或白天安靜的圖書館的噪音水平。在更吵雜的環境中，人們會更難以入睡。根據東京都環境局的網站，循環扇的聲音約為42至58分貝，日常對話約為50至61分貝，洗衣機的聲音約為64至72分貝，汽車怠速的聲音約為63至75分貝，狗吠聲約為90至100分貝。

　　然而，即使是分貝較低的「有意義的聲音」（如人的談話聲），也會影響睡眠。此外，本來就較淺眠的老年人或生病的病患，會更容易受到噪音影響，需要特別注意。

想在安靜的環境裡好好睡一覺？
建議將音量降到低於高級車內部、
白天安靜的圖書館的程度

正因為對噪音的敏感度因人而異，我們才應儘可能創造一個安靜的環境。

習慣開著電視、收音機或音樂就睡著的人，睡眠品質也有可能變差。基本上，建議在睡覺時關掉這些聲音來源。如果你習慣在睡前聽放鬆音樂當作睡前儀式，則建議儘量使用定時器，讓音樂在入睡時自動關閉。如果很在意外面傳來的噪音，則可以嘗試使用睡眠中不會感到不適的耳塞當作對策。

雖然根據住宅情況，有些措施可能難以做到，但如果有必要，最好安裝雙層窗戶或隔音氣氣密窗，或是在窗戶上貼隔音膜。此外，也可以嘗試使用雙層窗簾或更換為具被吸音性能的厚窗簾，以減少噪音。

特別是剛入睡的這段時間，可說是獲得高品質睡眠的關鍵。在各種方面下點心思，為自己打造一個安靜的環境吧。

調整環境的方法

239

適合睡眠的聲音環境②
睡前聽 BPM 60的音樂

許多人可能有過在電車上坐著時,因為電車的搖晃聲和振動而昏昏欲睡的經驗。如果是在陽光明媚的上午,這往往會成為一段讓人想一直搭下去的幸福時光。

在我們聽到「單調」且比心跳節奏慢的音樂時,心跳節奏會逐漸與音樂同步,進而進入放鬆的狀態。**每分鐘60拍**(BPM 60)的音樂,就能創造這種放鬆狀態。因此,如果在睡前聽BPM 60的音樂,可以幫助你更順利入睡。

· · ·

BPM 60的音樂之所以能讓人放鬆,是因為它有助於產生誘導睡眠的腦波(α波)。人的腦波可根據頻率分為以下五種:

● γ 波(Gamma波):在生氣或興奮時產生。

● β 波(Beta波):在日常活動時產生。

● α 波(Alpha波):在放鬆時產生。

● θ 波(Theta波):在昏昏欲睡時產生。

● δ 波(Delta波):在深度睡眠時產生。

如果想進入睡眠狀態,讓腦波從 β 波轉變為 α 波是關鍵。

聆聽誘導睡眠的 BPM60音樂，幫助你進入熟睡狀態

實踐！

貝多芬的第六交響曲〈田園〉第五樂章就是一個符合BPM 60的例子。此外，如果是古典音樂，莫札特的作品中也有許多符合此節奏的曲子；自然環境音（如鳥鳴、海浪聲等）也是不錯的選擇。

在流行樂中，也有許多抒情歌曲的BPM大約落在60左右，但如果注意力被歌詞吸引，可能就會讓你的大腦變得活躍，最好還是聽音樂盒類型的音樂。不妨找一種自己覺得舒適的音樂，並將其納入睡前儀式。

正如之前所提到的，你可以在睡前聽音樂，或將音樂設定在入睡的時候自動關閉，這是關鍵所在。

調整環境的方法

換上睡衣再睡覺

解說！

很多人可能會把T恤、運動服，甚至是沒在穿的日常服裝當作睡衣。不過，如果要在睡覺的時候穿著，最推薦的毫無疑問還是**真正的睡衣**。

睡衣是考慮到睡眠時的出汗和翻身而設計，能有效提升睡眠品質。此外，換上睡衣的行為本身就能讓人意識到「接下來要睡覺了」。

如同「巴夫洛夫的狗」聽到鈴聲時會自然流口水，我們也希望能創造出「一躺到床上就能自然入睡」的條件反射。為此，將臥室定位為「睡眠場所」並建立各種睡前儀式非常重要。

「換上睡衣」就是其中一個重要的儀式。睡衣不該是「反正又沒有要出門或見人」，隨便穿就好的東西；相反地，應該選擇**一件手感好、合身且能讓人感到放鬆的睡衣**。換上你最喜歡的睡衣，就能夠讓副交感神經處於優勢，更容易打開睡眠的開關。

· · ·

根據大型內衣製造商的調查，穿著睡衣與不穿睡衣的人在入睡時間上平均相差約9分鐘，且穿著睡衣的人在夜間醒來的「中途覺醒」次數減少了15%。這表明**穿著睡衣，有助於改善睡眠品質**。

超有效的睡前儀式！
替換上適合睡眠的服裝，
將能提升睡眠品質

　　實際上，有人從平時穿著連帽T恤睡覺變成改穿睡衣後，睡眠品質就有了顯著改善。雖然連帽T恤因柔軟的材質和適中的貼合感，常被視為睡衣的替代品，但其連帽樣式和較厚的布料，有可能在睡眠時對頸部和肩膀造成額外負擔。

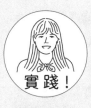

實踐！

　　睡眠時人體會出汗，相當於一杯水的量。因此，選擇睡衣時應優先考慮吸濕性和透氣性好的材質。此外，因為睡眠中人們會多次翻身，推薦選擇無束縛感、無不必要的凸起，尺寸寬鬆的睡衣。

　　另外，將被窩內的溫度維持在32至34度最為理想，因此選擇睡衣時也應考慮這一點。夏季選擇涼爽的材料，冬季選擇保暖的材料，以便於體溫調節。

調整環境的方法

睡前準備好
隔天的衣服

解說！

眾所皆知，蘋果創辦人史蒂夫・賈伯斯（Steve Jobs）總是身著黑色高領毛衣、牛仔褲加上運動鞋這套固定的服裝。他之所以總是穿著相同服裝，也可能是為了**減輕選擇衣服時的壓力，調節自律神經的平衡**。

我自己也是如此。從幾年前開始，除了特別的日子外，我就決定「襯衫穿白色，西裝穿黑色」，從此選衣服變得非常輕鬆。就連襪子也是，如果我買了幾雙相同設計的襪子，那就算洗衣時弄丟其中一隻，也不需要承受找另一隻的無謂壓力。雖然都是小事，但平時儘量減少壓力，對於維持自律神經的平衡也非常重要。

當然，如果你是喜歡時尚的人，就不必強迫自己統一服裝風格。設定襯衫和西裝顏色的好處在於：可以將「需要思考的事情」和「不需思考就能自動完成的事情」分開，**這樣可以將更多的能量用在「需要思考的事情」上，減輕壓力。**

減輕隔天的焦慮，
讓安心感帶你好好入眠的
推薦睡前儀式

實踐！

在睡前，最好排除一切可能造成壓力的事物。如果不先為明天做好準備就睡覺，腦海的一角會留著那些擔憂，有可能成為無意識中的壓力。

因此，最應該先做的，**就是養成在睡前準備好隔天的衣服，並將其放在枕邊的習慣**。如果能逐步準備好隔天的所有行囊，會更有效果。

「這有什麼大不了的，不就是小學時常被叮嚀的事情嗎？」有人可能會這麼想。但即使早在小學時就被這樣叮嚀，現在還有多少人能確實做到呢？雖然這是小事，但同時也是讓我們能夠睡個好覺、提升隔天的表現，非常重要的一個儀式。

早晨有很多事情要做，容易變得匆忙。我們希望儘可能順利完成每一項工作，而不是讓它成為心頭的煩惱。早上精神愈差的人，睡前做好隔天的準備就能讓心情愈輕鬆。此外，為隔天做好準備也是推薦的睡前儀式之一，所以請務必在睡前養成這個習慣。

調整環境的方法

No.13 減少藍光的影響

解說！

前面曾經提到，光線會抑制睡眠激素「褪黑激素」的分泌，所以睡前最好避免使用手機或電腦。原因除了藍光會讓大腦保持清醒之外，長時間集中注視手機或電腦等螢幕，也會讓眼睛的肌肉疲勞。

光線大致上可以分為「看得見的光」和「看不見的光」兩大類。電波、紅外線、X 光等屬於「看不見的光」。而「看得見的光」則被稱為「可見光」，根據波長的不同，其顏色、能量和散射的強度也有所差異。**藍光屬於可見光中能量較大的一種，因此相較於其他光線，對眼睛的傷害也就更大。**

含有藍光的光源包括智慧型手機、電腦、平板電腦、汽車導航、電視、遊戲機螢幕、LED 照明和太陽光等。

因此，比起 LED 燈泡，更建議在臥室使用白熾燈泡。此外，選擇間接照明，讓自己不直接看到光源也是一種方法。

如果你因耐久性或節能的考量而想使用 LED 燈泡，那不妨選擇具有藍光過濾功能的類型。

活用專用保護貼或眼鏡，
阻斷進入眼睛的藍光！
這是維持睡眠品質的小巧思

實踐！

　　為了促進良好的睡眠，理想情況下，從傍晚到至少睡前1小時，應減少手機或電腦的使用。然而，這對現代人來說可能很難做到。因此，如果是頻繁使用這些設備的人，至少應該嘗試使用抗藍光的手機保護貼，或看電腦專用的眼鏡來減少藍光的影響。

　　然而，即使是專門的手機保護貼和抗藍光眼鏡，濾藍光功能也並非百分之百。就算有這些工具，減少睡前使用仍然是更佳選擇。

　　另外，智慧型手機也有夜間模式或夜晚模式，這些模式會在設定的時間自動切換螢幕顯示方式，減少藍光並轉為暖色調。

　　多加利用這些方便的工具和功能，讓自己減少接觸對睡眠品質有害的藍光吧。

調整環境的方法

247

解說！

想獲得深度睡眠，就需要提升副交感神經的活性。為此，利用五感（視覺、聽覺、觸覺、味覺、嗅覺）的「療癒」非常有效。特別是嗅覺，在五感中是唯一直接連接到大腦中樞神經部位的感覺，因此比其他感官能更快獲得刺激，作用也更為強烈。許多實驗也證明：聞到喜歡的香味可以提升末梢血液循環，增強副交感神經的作用。

東日本大震災後，一項由化妝品製造商進行的調查報告指出「震災受害者的失眠症狀，因香味而獲得了緩解」。多項實驗也明確指出，**香味對於改善睡眠相當有效**。

・・・

提到芳香精油或香水，有人可能會覺得是女性在使用的東西，但在過去，武士也會使用薰香；而到了現代，無論男女、商業人士或運動員，都會積極利用。不僅在睡前，在白天遇到突發事件感到煩躁、想要轉換心情、感到疲憊時，聞一聞喜歡的香味就能讓人放鬆，調節自律神經的紊亂。

積極地將香氛融入生活，就能連結到愜意好眠。

> 在睡前嗅聞喜歡的香味，
> 有助於提升副交感神經活性，
> 促進末梢神經血液循環！

實踐！

在眾多香氛中，**薰衣草的香味**特別能夠刺激副交感神經，使體溫和血壓緩慢下降，並增加具有誘眠效果的 α 波。針對睡眠障礙的患者，有些醫院會導入使用薰衣草精油的芳療。你也不妨從薰衣草開始嘗試看看。

此外，杉木或檜木中含有的**「雪松醇」**這一香味成分，也被證實能夠平息交感神經的興奮。我們之所以在溫泉旅館的檜木浴能夠放鬆，檜木的香氣也是一個影響因素。也推薦柑橘系的香氛，有緩解緊張的效果。

關於香味的喜好因人而異，其效果也會根據當天的心情有所變化。最終還是推薦你選擇能讓自己感到「舒適」、「平靜」的香味。如果能夠妥善利用香味的力量，肯定能提升夜間的睡眠品質。

調整環境的方法

■睡眠紀錄表

日期

		21	·	·	0	·	·	3	·	·	6	·	·	9	·	·	12	·	·	15
一																				
二																				
三																				
四																				
五																				
六																				
日																				

		21	·	·	0	·	·	3	·	·	6	·	·	9	·	·	12	·	·	15
一																				
二																				
三																				
四																				
五																				
六																				
日																				

好睡行動A

好睡行動B

好睡行動實施狀況

	睡意	身體狀況	A	B	注意事項

15 ・ ・ 18 ・ ・

15 ・ ・ 18 ・ ・

實際上睡眠的時間

躺到床上的時間

想睡的時間

※歡迎影印下來使用。

可參考第188、189頁的填寫範例,推薦先嘗試記錄兩週,回顧一下自身的睡眠狀況。

結語

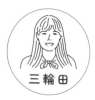

感謝各位讀到這裡。本書介紹了各種助眠方法，最後讓我們談談我們自己正在實踐的事情。小林醫師，你有做過什麼能幫助睡眠的事嗎？

嗯，個人是把「晚上寄來的信是惡魔的郵件」當作原則，晚上絕不看信，放到隔天早上。這樣做讓我感到心情舒暢多了。

惡魔的郵件……確實，如果信件內容是你不想知道的事，會讓人心情差；即使不是，想回信的時候也可能讓頭腦變得清醒。特別是遠端工作的人，因為沒有通勤這個「轉換」時刻，可能會不停地檢查信箱。如果睡前收到信，就告訴自己「晚上寄來的信是惡魔的郵件」，這樣好像既簡單又有效。

小林

那把這個項目也加入睡眠技巧裡面如何？副標題也得改成「102招養成好睡體質」……啊？現在改太慢了嗎？我覺得這是個好方法耶。三輪田老師有什麼建議嗎？

三輪田

我的話，當我睡不著時，就不會強迫自己「快點睡著！」。如果睡不著，我會乾脆離開臥室，到客廳的沙發上閱讀。通常這樣做大概10分鐘或15分鐘後就會有睡意，能更快入睡。

小林

白天的活動方式或隔天的規劃、室溫或寢具的狀態等，各種情況都可能讓人難以入睡。我們在書中也介紹了「不要擔心睡不著，放棄對睡眠的執著」（第174頁），在這種情況下，不強迫自己睡覺才是對的。但這時候如果沉迷於手機或電腦，那就得不償失了。

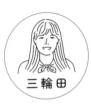

三輪田

導致失眠的原因和能夠入睡的契機，往往都存在於一些細微的事物上，從中確實能讓人感受到睡眠的「多樣性」。因此在本書中，我們嘗試介紹了許多方法，希望能儘可能應對各種「難以入睡」的情況。

小林

　　良好的睡眠能夠調整我們的身體，進而撫慰心靈。無論是想認真工作，還是想建立良好的人際關係，都要以身心的健康作為基礎，而支撐這一切的就是睡眠。如果能擁有良好的睡眠，就會感到精力充沛，生活也會更幸福。我真心這麼認為。最後，我想再次強調：改變睡眠，就能改變人生！

小林弘幸　こばやし・ひろゆき

順天堂大學醫學部教授。日本體育協會公認運動醫師。
1960年出生於埼玉縣。1987年畢業於順天堂大學醫學部。
1992年取得同大學研究所醫學研究科學位。
曾在倫敦大學附屬英國皇家兒童醫院外科、
三一大學附屬醫學研究中心、
愛爾蘭國立兒童醫院外科工作，
之後擔任順天堂大學小兒外科講師和副教授。
他身為自律神經研究第一人，
參與了對職業運動員、藝術家和文化界人士的體能調整和表現提升指導。
此外，他也提出了改善腸道環境的味噌湯
和調整自律神經的伸展運動等方法，以各種方式提倡健康的身體和心靈。
著有《為什麼「這個」對健康好？（暫譯）》（Sunmark）、
《想要走到老，靠深蹲就行（暫譯）》（幻冬舍）、
《最後，還是全靠自律神經來解決（暫譯）》（ascom）、
《自我調整的習慣》（日經商業文庫）等。

三輪田理惠　みわた・りえ

睡眠改善教練和心理專家。
日本睡眠學會正式會員／高級睡眠健康指導師。
美國全國NLP協會認證NLP教練／NLP專業教練。
畢業於同志社大學後，
曾服務於大型證券公司和大型廣告公司，
其後加入一家IT新創企業。
她參與了擁有400萬會員的健康管理媒體
的企劃、營運、製作和銷售業務。
出於提供人們幸福生活方式的強烈動機，
她獨立成為講師、教練和作家。
自2016年以來，
她在企業、學校和政府等地舉辦關於睡眠和心理健康的課程，
並提供個別諮詢，幫助超過10,000人改善睡眠。

為什麼他可以睡得那麼好？

101招養成秒睡體質、告別失眠！給現代人的究極好睡指南
なぜ、あの人はよく眠れるのか

作　者	小林弘幸、三輪田理惠
譯　者	洪玲
執行編輯	顏妤安
行銷企劃	劉妍伶
封面設計	賴姵伶
版面構成	呂明蓁
發行人	王榮文
出版發行	遠流出版事業股份有限公司
地　址	臺北市中山北路一段11號13樓
客服電話	02-2571-0297
傳　真	02-2571-0197
郵　撥	0189456-1
著作權顧問	蕭雄淋律師

2024年4月30日　初版一刷

定價　新台幣340元

ISBN　978-626-361-555-7

NAZE, ANOHITO WA YOKU NEMURERUNOKA
by Hiroyuki Kobayashi and Rie Miwada
Copyright ©Hiroyuki Kobayashi, Rie Miwada , 2022
All rights reserved.
Original Japanese edition published by SHUFU TO SEIKATSU SHA CO.,LTD.
Traditional Chinese translation copyright © 2024 by Yuan Liou Publishing Co., Ltd.
This Traditional Chinese edition published by arrangement with SHUFU TO SEIKATSU SHA CO.,LTD. LTD., Tokyo,
through Tuttle Mori Agency, Inc. and Future View Technology Ltd.

國家圖書館出版品預行編目 (CIP) 資料

為什麼他可以睡得那麼好?/小林弘幸, 三輪田理惠著；洪玲譯.
-- 初版. -- 臺北市：遠流出版事業股份有限公司, 2024.04
面；　公分
譯自：なぜ、あの人はよく眠れるのか
ISBN 978-626-361-555-7(平裝)
1.CST: 睡眠　2.CST: 健康法
411.77　　　　　　　　　　　　113002491